The Practical Guide for
Temporal Bone Dissection

颞骨解剖实战指导

宋跃帅　龚树生　著

人民卫生出版社
·北京·

图书在版编目（CIP）数据

颞骨解剖实战指导/宋跃帅，龚树生著. —北京：
人民卫生出版社，2020.12
ISBN 978-7-117-30896-0

Ⅰ. ①颞… Ⅱ. ①宋…②龚… Ⅲ. ①颞骨－人体解
剖－指南 Ⅳ. ①R322.7-62

中国版本图书馆 CIP 数据核字（2020）第 225206 号

| 人卫智网 | www.ipmph.com | 医学教育、学术、考试、健康，购书智慧智能综合服务平台 |
| 人卫官网 | www.pmph.com | 人卫官方资讯发布平台 |

颞骨解剖实战指导
Niegu Jiepou Shizhan Zhidao

著　　者：宋跃帅　龚树生
出版发行：人民卫生出版社（中继线 010-59780011）
地　　址：北京市朝阳区潘家园南里 19 号
邮　　编：100021
E - mail：pmph @ pmph.com
购书热线：010-59787592　010-59787584　010-65264830
印　　刷：北京盛通印刷股份有限公司
经　　销：新华书店
开　　本：787 × 1092　1/16　印张：9
字　　数：230 千字
版　　次：2020 年 12 月第 1 版
印　　次：2021 年 1 月第 1 次印刷
标准书号：ISBN 978-7-117-30896-0
定　　价：98.00 元
打击盗版举报电话：010-59787491　E-mail: WQ @ pmph.com
质量问题联系电话：010-59787234　E-mail: zhiliang @ pmph.com

作 者 简 介

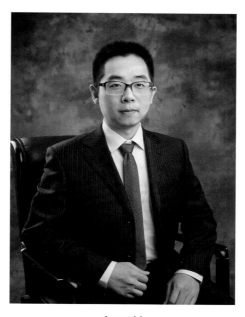

宋跃帅

博士，副主任医师

　　毕业于南开大学，师从韩东一教授、戴朴教授，开展"立体视觉技术在耳显微外科的应用性研究"。2015年起工作于首都医科大学附属北京友谊医院耳鼻咽喉头颈外科，从事耳显微、耳神经及侧颅底外科相关工作，承担颞骨解剖实验室的研究及教学工作。组织了2016年至2018年度国家级Ⅰ类医学继续教育项目：友谊颞骨解剖及耳显微外科手术学习班。2018年在美国Creighton大学师从何志洲教授，开展耳蜗毛细胞相关科研工作。获国家发明专利1项，实用新型专利6项；发表耳显微及耳神经外科相关论文20余篇；作为主编、副主编出版了《耳显微外科立体手术图谱》《耳外科立体解剖图谱》Stereo Operative Atlas of Micro Ear Surgery等学术专著。作为立体视觉技术的临床应用顾问，于北京、上海、香港、汕头、加德满都（尼泊尔）等地多家医院开展培训工作。

作 者 简 介

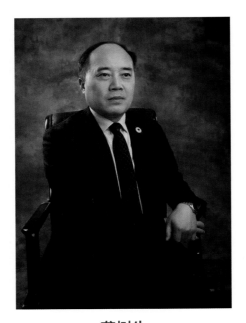

龚树生

博士，教授，博士研究生 / 博士后导师，主任医师

　　毕业于原同济医科大学，获医学博士学位。曾于香港大学玛丽医院及美国加州大学 San Diego 分校访学。现任首都医科大学附属北京友谊医院耳鼻咽喉头颈外科主任。曾任华中科技大学同济医学院附属协和医院耳鼻喉科教授、主任医师、博士生导师、科副主任、科技处处长、同济医学院副院长，首都医科大学附属北京同仁医院耳鼻咽喉头颈科教授、主任医师、博士研究生导师、耳科主任、耳科首席专家，耳鼻咽喉头颈外科中心副主任，首都医科大学科技处处长。现任中华医学会耳鼻咽喉头颈外科分会常委，中国医师协会耳鼻咽喉头颈外科分会常委，中国听力医学发展基金会第三届、第四届常务委员，北京市耳鼻咽喉头颈外科学会常务委员，世界卫生组织防聋合作中心常务委员、首席专家；世界卫生组织防聋合作中心首席专家；并担任《中华耳鼻咽喉头颈外科杂志》耳科学组组长、*World Journal of Otorhinolaryngology-Head and Neck Surgery*、《中华全科医师杂志》、《临床耳鼻咽喉头颈外科杂志》、《中华耳科学杂志》（中、英文版）等多个专业学术期刊编委。

序

  颞骨解剖是耳外科手术的基础，要想成为一名耳外科医生必须熟练掌握颞骨解剖知识。学习颞骨解剖的关键是理解这一复杂结构各组成部分之间的空间位置关系，而要理解它的这些三维立体结构，就必须完成一定数量的颞骨解剖训练。

  宋跃帅医生从在南开大学和解放军总医院攻读硕士、博士学位时即开始深入学习颞骨解剖，参加工作后，他又在首都医科大学附属北京友谊医院带教颞骨解剖培训班，至今，他已作为副主编出版了《耳外科立体手术图谱》，作为主编出版了《耳外科立体解剖图谱》和 *Stereo Operative Atlas of Micro Ear Surgery* 等专著，对颞骨解剖教学积累了较丰富的经验，并形成了自己对颞骨解剖较为独特的理解。

  龚树生教授多年来深耕于耳外科领域，有着非常丰富的临床经验和深厚的解剖基础。本书中他们从读者的角度出发，不仅考虑到了读者所面临的实际问题，也考虑到了读者所能达到的客观条件，使用简化的设备和最少的标本量，通过优化设计的解剖步骤，将整个颞骨的解剖过程有条不紊地展现给读者。

  与以往的解剖类图书不同，本书并非将已经解剖得很漂亮的结构直接拿给读者看，而是一步一步地展示给读者如何做出这样的解剖结果。相关的知识点、解剖原则和解剖技巧也实时穿插其中，对于比较难以理解的问题，还备有简明易懂的插图辅助。简言之，本书将重点放在了授读者以"渔"，难能可贵！读者可以跟随书中的解剖图片一步一步完成一个标准的颞骨解剖，这是一本颞骨解剖训练所需的、值得推荐的好书。

郭东一

2020 年 10 月

前　言

感谢恩师戴朴教授的引领，我于 2008 年秋在解放军总医院耳鼻咽喉研究所二层颞骨解剖实验室完成了第一例颞骨解剖。戴教授对我要求很严格，即便是第一次做颞骨解剖，也要求我把所有解剖步骤都拍照并做详细汇报。于是，我白天看颞骨解剖班的学员操作，听教授们授业解惑，晚上看戴教授录制的解剖教学视频，自己解剖时对照着解剖图谱一步一步做，错过了饭点、错过了洗澡、错过了周末……但却踏踏实实走出了进军耳外科的第一步，至今回想起来仍心潮澎湃。

2015 年，我加入了北京友谊医院耳鼻咽喉头颈外科这个温馨的"梦之队"，特别幸运的是能在博学儒雅的龚树生教授带领下延续与颞骨解剖的缘分。入职伊始，龚树生教授即安排我组织首届颞骨解剖培训班，2016 年我们的学习班顺利晋升为国家级 I 类医学继续教育项目，至今已累计培训各级各类学员三百余人次。教学相长，随着学员的成长，我们的教学团队也在不断进步，在带教过程中我们发现了很多颞骨解剖相关的具体问题，并针对这些问题做了相应的创新，且将这些经验总结了下来。自 2008 年以来，我已经接触颞骨解剖达十余年，在此期间通过自修、带教以及参加兄弟单位的学习班，增加了解剖颞骨的数量，也积累了一些解剖经验。于是，在这样的背景下，我们产生了一个想法：如何真正的从学员的角度出发，给他们提供一个简单而实用的方法，哪怕是零基础的学员也能尽快踏出入门的第一步，这是本书的出发点，也是本书的最终目的。

在本书中，我们以学员实际遇到的问题为导向，在一个标本上，设计了一种全新的解剖顺序。本书涵盖了经耳道径路、经耳后径路、经迷路径路、经颞下窝径路等入路所涉及的绝大部分解剖结构，并依据我们的实际教学经验，对每部分的操作都标注了常规所需的时间，方便读者使用。我们希望本书能够成为广大读者的好朋友，能陪伴读者一起完成愉快而顺畅的颞骨解剖。

宋跃帅

2020 年 9 月 5 日

目　录

颞骨的骨性结构

1.1 核心目标

- 掌握颞骨在颅骨内的位置及毗邻结构。
- 掌握颞骨的分部及各个部分所包含的结构。
- 掌握颞骨与周围结构的联系。

1.2 意义

颞骨不是一块孤立的骨,它处于颅骨上特定的位置,与颅内、外结构有着错综复杂的联系。颞骨就像一幅世界地图中的某个区域,只有先了解它在整个世界中的位置、与其他地区的关系,才能更好、更全面地了解这个地区、这个结构。因此,本节从这一角度出发阐述了颞骨在颅骨内的位置及毗邻结构,颞骨自身的分部及其与周围结构的联系。

1.3 颞骨在颅骨内的位置及毗邻结构

颞骨(temporal bone)是颅骨(skull)的组成部分之一,要了解颞骨,第一步就要找到它在颅骨这个"世界地图"里的具体位置。颞骨位于颅骨外侧,参与构成脑颅的部分侧壁和底壁,分别与脑颅骨(bones of cerebral cranium)的顶骨(parietal bone)、蝶骨(sphenoid bone)、枕骨(occipital bone)和面颅骨(bones of facial cranium)的颧骨(zygomatic bone)相衔接,与颞骨无直接连接的脑颅骨包括额骨(frontal bone)和除颧骨外其他的面颅骨(图1.1)。

1.3.1 侧面观

从侧面看,颞骨构成颅骨的侧壁,以构成外耳道(external auditory canal)的鼓部(tympanic bone)为中心,颞骨侧面包括前上方的鳞部(squamous part)、后下方的乳突(mastoid part)和中间的鼓部。耳外科手术多集中于颞骨鼓部和乳突部,前上方的颞骨鳞部主要在经颅中窝径路(middle cranial fossa approach)时涉及,乙状窦后入路(retro sigmoid sinus approach)时主要涉及乳突和枕骨,人工耳蜗(cochlear implant,CI)、骨桥(bonebridge)、振动声桥(vibrant sound bridge,VSB)的接收/刺激器(receiver/stimulator,R/S)骨槽的位置多位于顶骨。

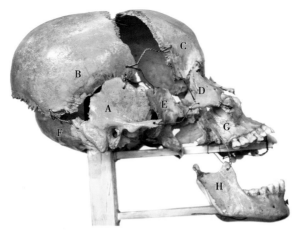

图 1.1　分解的颅骨侧面观（右）
A. 颞骨　B. 顶骨　C. 额骨　D. 颧骨
E. 蝶骨　F. 枕骨　G. 上颌骨　H. 下颌骨

1.3.2　侧下面观

从外下方向上看，颞骨后方经岩部（petrous part）及乳突与枕骨相接，前方经岩部及鳞部与蝶骨相接，岩尖（petrous apex）、蝶骨体（corpus sphenoidale）、枕骨斜坡（clivus）共同围成破裂孔（foramen lacerum）（图 1.2）。

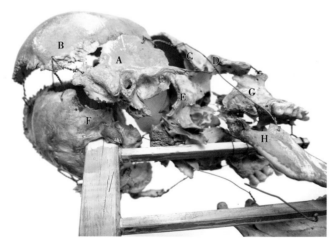

图 1.2　分解的颅骨侧下面观（右）
A. 颞骨　B. 顶骨　C. 额骨　D. 颧骨
E. 蝶骨　F. 枕骨　G. 上颌骨　H. 下颌骨

1.3.3　颅底上面观

去除顶骨，由上向下观察颅底，可见颞骨位于颅底中部外侧，即侧颅底区（lateral skull base）。其颞骨鳞部与蝶骨大翼（greater wing of sphenoid bone）衔接，参与构成颅中窝（middle cranial fossa）。颞骨岩部自后外向前内延伸，岩尖分别与蝶骨大翼、枕骨斜坡相接，尖端与蝶骨及枕骨围成破裂孔。破裂孔前外侧及外侧由前向后依次为位于蝶骨上的圆孔（foramen rotundum）、卵圆孔（forame novale）和棘孔（foramen spinosum），分别通行三叉神经第 2 支——上颌神经（maxillary nerve）、三叉神经第 3 支——下颌神经（mandibular nerve）及脑膜中动脉（middle meningeal artery）。颞骨岩部后部参与构成颅后窝（posterior cranial fossa）。乙状沟（sigmoid sulcus）容纳乙状窦（sigmoid sinus），位于颞骨岩部后方及岩部与枕骨交界处，乙状窦经二者之间的颈静脉孔（jugular foramen）出颅，向下延续为颈内静脉（internal jugular vein）（图 1.3）。

1.3.4　颅底下面观

去除下颌骨，观察颅底下面。可见颞骨颧突与颧骨颞突相接，形成颧弓（zygomatic arch）。颧弓根下方为颞下颌关节窝（temporomandibular joint fossa），与下颌骨构成颞下颌关节（temporomandibular joint）。颞骨岩部与蝶骨、枕骨犬牙交错、紧密连接，封闭颅底。颅底留置圆孔、卵圆孔、棘孔、破裂孔、颈静脉孔、颈内动脉外口、茎乳孔以通行相应的血管和神经。乳突部与枕骨衔接紧密（图 1.4）。

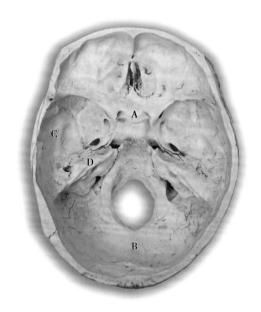

图 1.3　颅底上面观
A. 蝶骨　B. 枕骨　C. 颞骨鳞部　D. 颞骨岩部

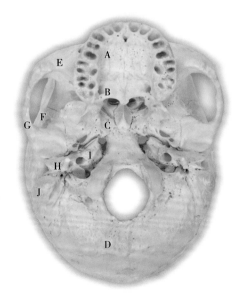

图 1.4　颅底下面观
A. 上颌骨（硬腭）　B. 腭骨　C. 蝶骨　D. 枕骨
E. 颧骨　F. 颞骨鳞部　G. 颞骨颧突　H. 颞骨鼓部　I. 颞骨岩部　J. 乳突

1.4　颞骨的组成结构

颞骨是一块复合骨，由鳞部、乳突部、岩部、鼓部及茎突五部分构成（图 1.5～图 1.8）。

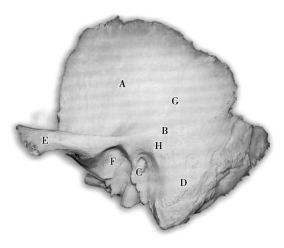

图 1.5　颞骨外侧观（左）
A. 颞骨鳞部　B. 颞线　C. 颞骨鼓部　D. 乳突
E. 颞骨颧突　F. 颞下颌关节窝　G. 颞中动脉沟
H. 道上三角

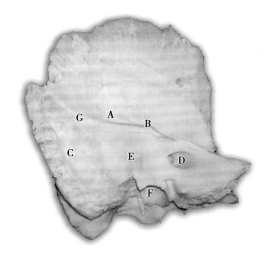

图 1.6　颞骨内侧面观（左）
A. 脑膜中动脉沟　B. 弓状隆起　C. 乙状沟
D. 内耳门　E. 内淋巴囊裂　F. 颈静脉窝
G. 岩骨嵴

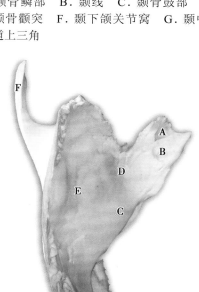

图 1.7　颞骨上面观（左）
A. 颈内动脉管内口　B. 三叉神经压迹　C. 弓状
隆起　D. 岩浅大神经沟　E. 鼓室盖　F. 颧突

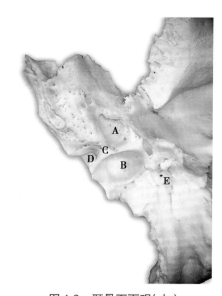

图 1.8　颞骨下面观（左）
A. 颈内动脉管外口　B. 颈静脉窝　C. 岩小窝
D. 蜗水管外口　E. 茎乳孔

1.4.1　鳞部

颞骨鳞部为一平坦宽阔的薄骨片，位于颞骨的前上部，与顶骨、蝶骨相接。其外侧有颞中动脉沟，内侧有脑回压迹及脑膜中动脉沟。鳞部下方前部为颞骨颧突，颧突向前与颧骨颞突相接形成颧弓，颧突前、中、后根之间分别为颞下颌关节窝和骨性外耳道口。鳞部后下方为乳突，二者之间为自颧弓根向后延续的颞线所分隔。

1.4.2 乳突部

乳突位于颞骨后下方,锥状,上方与鳞部以颞线为界,后上缘以顶切迹与顶骨的乳突角相接,后缘与枕骨相连,前下方与鼓部融合并形成鼓乳裂,内侧与岩部相连。乳突后、下表面粗糙,有胸锁乳突肌、头最长肌、头夹肌附着。其外侧面的解剖结构包括:颞线(temporal line),外耳道上棘(suprameatal spine),道上三角(suprameatal triangle),鼓乳裂(tympanomastoid fissure),顶切迹(parietal notch)和乳突孔(mastoid foramen);下方的解剖结构包括乳突切迹(mastoid notch)和枕动脉切迹(occipital artery notch);内侧的解剖结构有茎乳孔(stylomastoid foramen)和乙状沟(sulcus of sigmoid sinus)。乳突腔内有多量含气小腔,称乳突气房(air cells),按乳突的气化程度,可将其分为气化型、板障型、硬化型和混合型4型。

1.4.3 岩部

岩部形似三棱锥体,在颅底嵌于蝶骨大翼后缘和枕骨底部之间,岩部底面向外,尖端朝向前内上方,有三个面和三个缘。

(1)三个面

- 岩部前面:组成颅中窝的后部,向外与鳞部的内面相连,由内向外的重要标志依次有:破裂孔、三叉神经压迹、岩浅大神经沟、岩浅小神经沟、弓状隆起和鼓室盖。
- 岩部后面:由岩上窦(superior petrosal sinus)、岩下窦(inferior petrosal sinus)和乙状窦围成的三角形骨面,组成颅后窝的前界,又称小脑面;由内向外主要的解剖标志有:内耳门(internal acoustic hilus)、内耳道(internal acoustic canal)、弓形下窝(subarcuate fossa)和前庭水管内口(internal aperture of vestibular canaliculus)。
- 岩部下面:凹凸不平,为颅骨底面的一部分;近岩尖处的粗糙面有腭帆张肌、腭帆提肌和咽鼓管软骨部附着;其后外有颈动脉管外口和颈静脉窝;颈内动脉管外口与颈静脉窝之间内侧有一三角形的岩小窝(petrosal fossula),其内容纳舌咽神经之舌神经节,颈动静脉间嵴上有一鼓小管下口,舌咽神经鼓室支(Jacobson's nerve)及咽升动脉鼓室支经此进入鼓室;岩小窝后内侧为蜗水管外口。

(2)三个缘

- 岩部上缘:内有岩上沟(superior petrosal sulcus),容纳岩上窦,沟缘有小脑幕附着;上缘内端有一切迹,内含三叉神经半月神经节的后部;上缘尖端借岩蝶韧带和蝶骨连接并形成小管,内有展神经(abducent nerve)和岩下窦经过。
- 岩部后缘:内侧段有岩下沟(inferior petrosal sulcus),内含岩下窦;外侧段和枕骨的颈静脉切迹形成颈静脉孔(jugular foramen)。
- 岩部前缘:内侧部分与蝶骨大翼连接形成蝶岩裂,外侧部分参与组成岩鳞裂(petrosquamous fissure)和岩鼓裂(petrotympanic fissure);在岩部与鳞部之间,有上下并列的两个骨管通入鼓室,靠上者为鼓膜张肌半管(semicanal of tensor tympanic muscle),居下者为咽鼓管(Eustachine tube)。

1.4.4 鼓部

鼓部为一U形骨板,位于鳞部下方、岩部的外侧和乳突的前方,鼓部构成骨性外耳道的前壁、下壁和部分后壁,位于前下的方形骨板构成下颌窝的后壁,分隔颞下颌关节窝与外耳道。与鼓部相关的裂隙有：

- 鼓乳裂（tympanomastoid fissure）：鼓部与后方乳突之间的裂隙。
- 岩鼓裂（petrotympanic fissure）：鼓部与鳞部之间的裂隙，位于鼓室盖下突（inferior tympanic tegmental process）后方的为岩鼓裂，鼓索及鼓室动、静脉经此通过。
- 鳞鼓裂（petrosquamous fissure）：鼓部与鳞部之间的裂隙，位于鼓室盖下突前方的为岩鳞裂。

1.4.5　茎突

茎突起自鼓部的下面，呈细长针状，伸向前下方，平均长约 25mm。茎突咽肌（stylopharyngeal muscle）、茎突舌肌（styloglossus muscle）、茎突舌骨肌（stylohyoid muscle）、茎突舌骨韧带（stylohyoid ligament）和茎突下颌韧带（stylomandibular ligament）附着于茎突上。在茎突与乳突之间有茎乳孔（stylomastoid foramen），为面神经骨管的外口，面神经经此出颞骨。

2

颞骨解剖器械和设备

2.1 核心目标

（1）掌握颞骨解剖必备的核心设备和器械。
（2）掌握核心设备和器械的正确使用方法。
（3）掌握相应的保养和维护方法。
（4）掌握相关的使用技巧。

2.2 意义

古语云：工欲善其事必先利其器、磨刀不误砍柴工、事半功倍……无非告诉我们一个很简单实用的道理——先做准备，再撸起袖子加油干！在笔者的教学过程中，常见到一些初学者到了解剖环节就异常兴奋：马上穿上解剖服，操起解剖刀就开始工作。但是如果准备不当，操作不久就可能出现负压吸引器无法正常工作、器械未备齐、设备故障等问题，导致整个解剖节奏被打乱，工作得很辛苦却难以获得那种解剖时行云流水般的感觉。因此，除了依靠后勤人员保养设备外，在动手解剖前，术者也应对计划使用的设备和器械准备进行全面检查，及时排除隐患。

2.3 核心设备及器械

2.3.1 解剖室及解剖台

解剖室需要有充足的空间和科学的布局，以及相应的配套设施。首都医科大学附属北京友谊医院耳鼻咽喉头颈外科解剖室设置于 5 楼，可使用面积约 40m²，东、南共设置 3 个窗户，便于通风、采光。解剖台位于室内中部，依次设置有 7 个解剖台（图 2.1）。给水、负压吸引、电力、标本存储等配套设施都集中于解剖台中部，其优点在于设备可集中设置，同时也便于学员交流和分享设备及器械（图 2.2）。该解剖室可满足 7～14 人同时解剖或 28 人交替实施颞骨或侧颅底解剖操作。

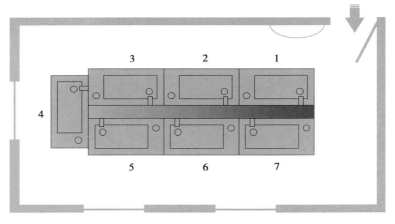

图 2.1 首都医科大学附属北京友谊医院耳鼻咽喉头颈外科颞骨解剖实验室平面图

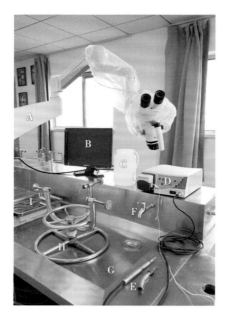

图 2.2 本书解剖所用解剖台及部分设备、器械
A. 显微镜 B. 监视器 C. 冲洗液瓶 D. 电钻主机 E. 电钻手柄
F. 水龙头 G. 解剖台面 H. 头架 I. 器械盘及解剖器械

2.3.2 显微镜

显微镜是颞骨解剖中必不可少的核心设备之一。在没有电钻、没有显微镜的年代，耳外科手术受到极大的限制，先辈们不得不用锤子、凿子，靠肉眼一点一点完成乳突开放术，甚至面神经减压术。近代，显微镜和牙科电钻被引入到耳外科，从而开创了耳外科的新局面，可以毫不夸张地说，没有显微镜和电钻，就没有现代耳外科。因此我们每一位从业者都应倍加呵护与我们并肩战斗的"战友"。显微镜是耳外科中科技含量比较高、价格比较昂贵、性能比较稳定的设备。除了日常维护外，不建议个人对显微镜采取过多的探索，强烈建议在显微镜出现故障时不要自行维修，应联系专业维修人员进行排查、检修。

解剖用显微镜与手术显微镜类似，一般包括支撑系统、光学系统、电力及照明系统等组成部分（图2.3）。依据使用需求的不同，还可附加电磁控制系统、自动对焦系统、自动光学匹配系统、摄录系统、信息终端等。在有条件的情况下，建议配备监视器和摄录系统，摄录系统可以非常方便地记录解剖结果，便于后期讨论、研究。监视器的作用在于保证摄录系统所采集图像的清晰度。人们通过目镜看到的图像的清晰度并不总是完全与摄录系统一致，这时必须以监视器的图像清晰度为准。如果出现监视器图像清晰而经目镜观察比较模糊时，可调节目镜的屈光度直至双侧目镜内的图像均清晰，此时术者和摄录系统才能达到同步清晰。

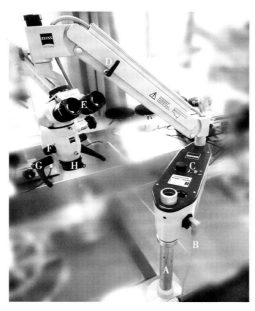

图2.3　单人用双目解剖显微镜（定焦镜头）
A. 显微镜支架　B. 电源线　C. 显微镜主机　D. 显微镜活动臂
E. 目镜　F. 放大倍率控制旋钮　G. 手柄　H. 物镜

（1）推荐的使用方法如图2.3所示：打开显微镜活动臂控制锁并调节阻尼至合适（D），连接显微镜电源（B），调整显微镜主机上的光源亮度至最低（C），打开主机电源（C），依据解剖者双眼视力及瞳距情况调整显微镜目镜（E），依据解剖需求调整放大倍率（F），观察术野并操控手柄调整可视区域（G），升降显微镜头以调整图像清晰度（定焦镜头），最后依据术野内实际的明暗程度增减显微镜主机光源亮度（C）。如有监视器，还需要调整目镜，使其与监视器清晰度同步。

（2）提高解剖效率的方法：一般情况下，每一步解剖前需要调节显微镜的观察角度、调整术野的放大倍率并对焦距进行适配，必要时还要调整照明强度，因而每设定一次显微镜都会消耗一定的时间和精力。为了提高解剖效率，就有必要减少调整显微镜的次数，也就意味着每次调整显微镜都要尽量满足多个步骤的解剖，每次解剖都要尽可能把该视野内的步骤全做完。这样可以减少解剖中断的时间，提高解剖的效率。但也应明确，效率的前提是安全，没有安全一切效率都没有意义。因而在解剖经验不完善、对解剖结构的掌握尚不全面的情况下，不必考虑效率问题，多调节显微镜，保证对术野的全面掌握，确保安全才是第一要务。

（3）常见故障

A 处：显微镜不稳。解决方法：底盘式显微镜，加固紧固螺丝；底座类显微镜，锁定活动轮，并对地面做找平处理。

B、C 处：电源指示灯不亮。解决方法：排查线路及供电情况，如无故障，则联系专业维修人员排查。

D 处：显微镜活动臂无法升降或阻尼过大。解决方法：检查显微镜活动臂锁止开关并调节阻尼大小。

E、H 处：术野模糊。解决方法：调整焦距以明确是否是因为对焦不准而引起，其次检查目镜及物镜是否为油脂、骨屑或其他物质污染，可用专用喷气头或镜头纸清理污物，必要时联系专业维修人员。

H 处：光源无输出。可能系显微镜活动臂过高而自保护 / 光栅闭合 / 光源寿命耗竭 / 光导纤维断裂 / 主机故障。解决方法：调低显微镜活动臂（D）解除显微镜自保护，检查显微镜镜头端光栅控制器，或联系专业维修人员更换光源或排查光纤 / 主机故障。

耳外科手术或解剖往往持续时间较长，开始操作前需依据解剖台面及操作者上半身的身高调整显微镜、座椅高度，以达到最自然、舒适的坐姿，同时肘部靠在台面上或支撑物上有助于进一步增加操作时手部的稳定性，并减轻疲劳。不正确的坐姿不仅会加速疲劳，而且长期下来有可能会产生健康问题（图 2.4）。

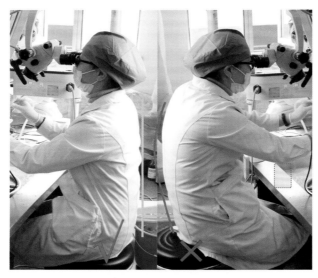

图 2.4　使用显微镜的正确坐姿与错误坐姿

2.3.3　电钻及钻头

（1）电钻主机：一般包括电源开关、控制面板、脚踏控制器及电钻手柄接口、水泵等组成部分（图 2.5、图 2.6）。不同品牌和型号的主机可以提供不同的钻速和扭矩，配合不同类型及直径的钻头可以完成不同的手术操作，需要我们依据解剖目的灵活组合，同时这也是需要不断总结的一种经验。

（2）电钻手柄：①电钻手柄一般包括直手柄和弯手柄两种；②对浅层结构进行操作（如切

除乳突骨皮质、颅中窝径路颅骨开窗等）时，直手柄的控制更为直接，可以选择使用；③对深部结构进行操作（如开放面神经隐窝、耳蜗开窗等）时，弯手柄末端不会影响术者视线，因而可以选择此类手柄；④解剖操作中，弯手柄可以替代直手柄完成浅层结构的处理，但对于深部结构，由于直手柄末端较大，可能会影响视线，故直手柄并不一定总是能替代弯手柄，因而在条件有限的情况下，至少准备一个弯手柄，可以不准备直手柄。

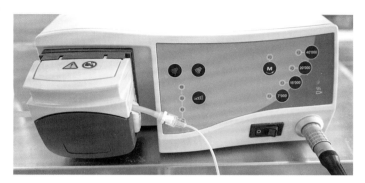

图 2.5　电钻主机（已连接手柄及水泵）

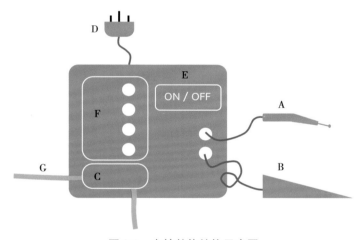

图 2.6　电钻整体结构示意图
A. 电钻手柄　B. 脚踏控制器　C. 水泵　D. 电源插头
E. 电钻主机开关　F. 电钻主机控制面板　G. 冲洗液导管

（3）钻头

1）钻头的分类：①钻头的形状，最常见的有圆形、椭圆形钻头；②钻头的种类，切削钻（大齿、小齿）与金刚钻（粗砂、细砂）；③钻头的直径，0.5mm 至 7mm 不等。

2）钻头的选择

● 钻头种类的选择：在无重要结构、或骨质坚硬、或需要大量磨骨处，如乳突骨皮质、乳突腔中央部位的气房、迷路切除术时切除骨迷路等可选择切削钻。在周围有重要结构、或磨骨量不大、或需要精细操作时需要使用金刚钻，如轮廓化乳突盖、乙状窦、窦脑膜角、面神经。

● 钻头直径的选择：基本原则是选择在能满足操作需求又不损伤其他结构的前提下，选择所能使用的最大钻头。其原因在于钻头直径越大则切削效率越高，同时，直径越大也意味着与骨质的接触面积也越大，钻头切削处会形成一个"面"，而非在某一"点"过度切削，有助于提高解剖的安全性。但需要注意的是钻头是一个球形结构，意味着钻头整个球体都有切削作用，因而需要注意在选择相对较大的大钻头时要给钻头留下充足的活动空间，不能只关注解剖目标而忽略了周围的解剖结构，否则有可能因为空间不够而对周围结构造成意外损伤，常见的解剖场景有：开放面神经隐窝、暴露上鼓室、轮廓化窦脑膜角等。

- 不要经常更换钻头。解剖一定要按步骤实施，一般需要完成一个步骤以后再实施下一个步骤的解剖，切忌还未彻底完成前一个解剖步骤就转而改做其他步骤的解剖。如乙状窦尚未完成轮廓化，又突然改去暴露面神经垂直段，这样带来的问题是前一步骤（轮廓化乙状窦）选定的钻头（种类、大小）很可能不适于下一步骤的解剖（暴露面神经），必然需要更换钻头，且由于前一步骤尚未彻底结束，因而必定在未来还要再改回原钻头继续完成原来的解剖步骤，这样就浪费了很多不必要的时间，也降低了解剖的效率。对于解剖器械的使用也是同样的道理，频繁更换解剖器械也会对解剖效率产生影响。

- 在积累了一定的解剖经验后也可以灵活运用诸多解剖原则，提高解剖效率，如：在"逐层深入"、"有理有据"、"碟形化术腔"等原则的前提下，可以使用同一钻头同时处理不同的解剖步骤，在所有可用该钻头完成的步骤都已做完后再更换钻头做下几步的解剖，这样可以极大地减少更换钻头的次数，提高效率。例如：使用一个大号切削钻可以同时完成乳突盖、乙状窦、外耳道后壁、乳突尖的初步轮廓化，而后更换稍小的金刚钻一次性完成乳突盖、乙状窦、窦脑膜角、外耳道后壁、乳突尖的精细轮廓化，这期间仅更换一次钻头，可以提高解剖的效率。

- 钻头的运动方向：①由于人类腕关节的活动特点和上肢伸肌及屈肌的力量对比，人们对朝向自己的运动具有更强的控制力，因而钻头的运动方向一般为由远及近、由远离自己向朝向自己，这样更符合人体生理功能。②此外钻头还应从比较重要的结构处向与之远离的方向运动，这样更为安全，因为如果方向相反，朝向重要结构，则万一钻头失控，将很有可能直接损伤原本需要保护的重要结构。③手柄的握持方法为执笔式，为了保证稳定握持手柄，需将持柄之手的小鱼际靠在非常牢固的物体上，如果没有足够的空间，也可伸出小指"点"于某牢固处，这都可以协助稳定手柄，切忌手悬空持手柄操作，危险极大（详见3.1.9）。

（4）应注意改正的不良习惯

1）钻头与负压吸引系统的吸引头接触：初学者可能因惧怕冲洗液量过多影响观察，或对钻头、冲洗、负压吸引三者的配合掌握不熟练，而可能会将吸引头放置在钻头附近，甚至紧贴钻头。带来的问题主要有（图2.7）：①磨损钻头、磨损吸引器头；②产生的金属／塑料（取决于吸引头材质）碎屑可能会有部分遗留于术腔，形成异物；③钻头弹飞吸引器头引发意外损伤；④吸引头头端形状不规则，内壁不光滑，吸引效率降低，且容易被骨屑或软组织堵塞。正确的方法是吸引头需要与钻头保持一定的安全距离，吸引头放置在冲洗液水流的下游或术腔的低洼处，便于形成冲洗回路，并便于清理术腔积存的冲洗液（图2.8）。

2）从手柄向外拔钻头：因术腔过深，钻头难以达到解剖目标时，部分品牌的手柄允许将钻杆向外拔出一部分，相当于延长了钻柄，可以使钻头能够接触到深部的解剖目标。但这样做是不可取的，应尽量避免。其原因在于向外拉出钻杆后，手柄内部结构与钻杆接触面积减小，压力不均衡，有可能引起如下后果：损坏手柄内部结构、钻头扭矩降低、钻头运动轨迹不稳定，甚至钻头脱落。正确做法是扩大手术区的入口，如扩大轮廓化乳突，变相相当于将术腔变浅，保证钻头可以接触到解剖目标；或者有条件的情况下更换专用的长柄钻头。

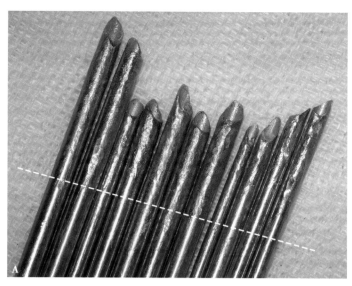
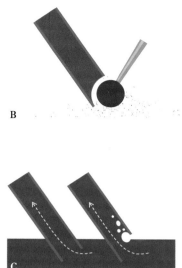

图2.7　错误使用吸引头及其影响

A. 学员不正确使用后的金属吸引头　B. 钻头与吸引头接触，相互磨损，并产生碎屑　C. 吸引头被磨损后影响吸引能力和吸引效率。A图中白虚线上方的吸引头与钻头接触，侧壁凹凸不平，尖端磨成斜面，内壁光洁度下降，应以此为戒；白虚线下方为远离钻头的部位，侧壁光滑规整，为正常的管壁

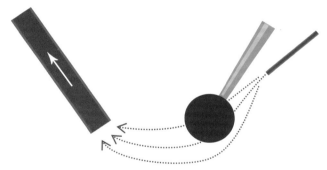

图2.8　吸引头、钻头、冲洗头三者的正确配合方式

钻头位于冲洗头和吸引头之间，冲洗头直径小于吸引头直径（即吸引速率要大于或等于冲洗速率），吸引头与钻头保持一定的安全距离或放置于术腔低洼处

3）按压钻头：钻头依靠其自身的旋转和表面的粗糙结构磨除骨质，部分操作者在主观上为了加快磨骨的进度，喜欢将钻头紧压在骨质表面，这种方法并不可取。将钻头压在骨质上，可能导致以下后果：①将导致钻杆弯曲，长时间按压有可能造成钻杆难以恢复的弯曲，钻头彻底报废；②钻头与骨质密切接触，二者之间的摩擦力增大，摩擦产生的热量增多，会对局部组织产生热损伤，如果冲洗液量不足，骨质甚至会因高温而变黄并散发出"糊味"；③按压钻头，有可能导致钻头直接钻透骨板，损伤深部的结构，如轮廓化乙状窦时直接钻透骨板损伤乙状窦；④长时间按压钻头，增加操作者手、腕等结构的劳累程度，不利于健康。正确的做法是选择合适大小和类型的钻头，使钻头贴在骨面上，依靠钻头自身的旋转和钻头的表面结构切除骨质。选择合适的钻头对效率的提升远高于使用不恰当的钻头加强力按压的方式。

4）钻头快速往复运动：操作者这样做的目的往往也是主观上希望能够提高骨质磨除的效

率，但实际对效率的提升却并不一定非常明显。①从表面结构看，金刚钻头表面为金刚砂，往复运动对骨质切除的效率影响并不大；切削钻表面为沟槽，往复运动时，与沟槽开口方向不一致的运动方向切骨效率并未明显提高。②从人手的结构看，人类腕关节屈曲时的力量远大于背伸时，因而往复运动时腕关节因在背伸时仍持续发力，没有得到间断的休息，因而可能会加重腕关节的劳累程度。推荐的做法如3.1中图3.1.13所示，将腕关节屈曲的方向（钻头向术者运动的方向）作为主要的工作方向，将腕关节背伸的方向（钻头远离术者的方向）作为休息的方向，二者交替实施。

5）不能及时停钻：有的操作者在非磨骨阶段也不停钻，甚至用转动的钻头指示解剖结构，这是非常危险的！钻头转动速率很高，遇到骨组织可能仅磨掉部分骨质，但如果高速转动的钻头遇到面神经骨管、乙状窦表面的骨板等则可能引起灾难性的后果。此外，钻头对软组织有非常强的缠绕作用，一旦钻头与软组织缠绕，有可能引起皮瓣破裂，血管、神经断裂等非常严重的后果。即便手柄放置在器械盘内、台面上也需要注意避免误触脚踏控制器，高速转动的钻头与器械盘接触要么损伤钻头，要么磨坏器械盘，手术中还可能钻透无菌敷料引起污染。因此切记：钻头随用随启，不磨即停！

6）使用钻头戳硬物等：动力系统的作用仅仅是通过钻头的转动磨除骨质，而不具备其他的分离、撬、暴露等功能，因此，应避免超范围使用钻头处理不属于它的工作内容，使用专用的剥离子、针等手术器械完成相应的操作。

（5）推荐的动力系统使用方法（见图2.6）： 连接电钻手柄（A）及脚踏控制器（B）至电钻主机。连接冲洗液导管（G）至电钻主机上的水泵（C）。连接电源（D），并打开电钻主机开关（E）。通过调节控制面板（F）获得相应的钻速和冲洗强度，最后踩踏脚踏控制器，核对动力及冲洗液输出是否符合设定和解剖需求。

常见故障：

A处：手柄发烫。可能系钻头未紧固彻底/手柄转子润滑不足/长时间工作。解决方法：拆下钻头，以专用清洁油及润滑油分别清洁、润滑手柄，再次装载、彻底加固钻头。需要注意的是，电钻每次使用前、后均要对手柄进行润滑，视工作量进行清洁。

B处：踩踏控制器手柄无反应。可能系手柄/脚踏控制器/电源接口松动，或未打开（D/E）处电源开关，或主机故障。解决方法：彻底排查所有接口，如果怀疑主机故障，可重启主机一次，如无法解决则建议联系专业维修人员排除故障。

C处：冲洗液无法达到冲洗强度要求或无冲洗液流出。可能的原因包括：冲洗液瓶内冲洗液耗竭，冲洗液导管堵塞或被重物压闭，电钻主机上的水泵故障。解决方法：检查冲洗液是否耗竭/及时补充，检查冲洗液导管是否存在堵塞或被压迫，冲洗液导管是否被正确固定于水泵内，如果怀疑主机水泵故障，可重启主机一次，如无法解决则建议联系专业维修人员排除故障。

2.3.4　负压吸引系统

负压吸引器用于通过空气负压系统将术野内废液、碎屑吸走，从而达到清理术腔的目的（在手术中还可配合大量冲水达到降温的目的）。负压吸引系统的设备及型号多种多样，其基本原理是在导管的吸引端形成低于大气压的负压，在位于术区的导管端通过大气压将术野内的废液、破损组织、渗出物、分泌物、血液等压入导管，并暂存于废液瓶内。负压吸引器故障频发，是影响解剖进程最主要的环节之一。

（1）推荐的使用方法为：自（A）向（G）检查管路全长，最后打开负压开关（F），并根据（A）端吸引强度的大小调整（G）处旋钮（图 2.9）。

（2）常见故障

A 处：吸引器头为软组织或骨屑堵塞。解决方法：更换吸引器头或使用通条清理堵塞物。

B 处：废液瓶积满废液。解决方法：解剖前、后要倾倒废液瓶，解剖中注意观察 1 至 2 次，如即将积满废液，则及时倾倒；有条件也可更换大容量废液瓶。

C 处：废液瓶盖漏气。解决方法：压紧废液瓶盖，固定通气、通液导管，或更换老化变硬的废液瓶盖。

D1 及 D2 处：导管堵塞、破裂或被压闭。解决方法：检查导管全长，如有桌椅或重物压迫，予以去除压迫；如发现无法解决的破裂或堵塞，则可自破裂或堵塞处截短导管或更换新导管。

E 处：负压保护阀门积液，常发生于废液瓶内积满废液且未及时倾倒时，此时废液经导气管（D1）进入负压保护阀门，负压阀门内红色阀门栓浮于废液上，由位置 a 上升至 b，从而截断负压，保护负压系统。解决方法：倾倒阀门内废液，将红色阀门栓由 b 恢复至 a 处，恢复气体流通。然而更为根本且简单的方法是解剖前、后倾倒废液瓶，解剖中注意观察废液瓶 1 至 2 次，防患于未然。

F 处：负压开关未打开。解决方法：打开负压开关。

G 处：负压调节旋钮处控制负压过小。解决方法：旋转负压调节旋钮加大负压。

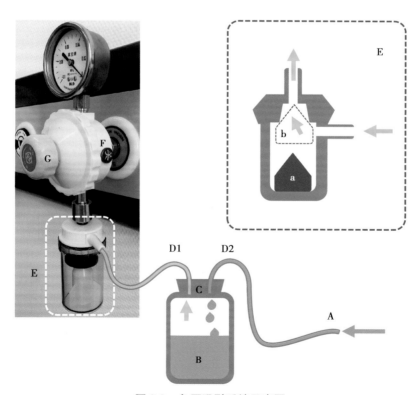

图 2.9　负压吸引系统示意图
A. 吸引器头　B. 废液瓶　C. 废液瓶塞　D1. 导气管　D2. 导液管
E. 负压保护阀门（a 和 b. 阀门栓）　F. 负压开关　G. 负压调节旋钮

2.3.5　解剖器械

解剖器械的准备一般如"韩信将兵，多多益善"，毕竟器械多了能应付更多的场景，满足更多的需求。但当条件不具备或解剖技能达到一定程度后，我们对解剖器械的要求反而开始要做减法，这样的器械组合对于条件不足者可以很容易办到且能满足基本需求，对于技艺高超者则是一支"精兵劲旅"，每个"器械成员"都能独当一面或多面，也减轻了维护的工作量。对于基本器械的选择，不同的学者依据不同的经验、习惯完全有理由做出不同的选择，图 2.10 为笔者在本书相关解剖中所使用的基本器械，仅供读者参考。

需要注意的是，在颞骨解剖中需要用到显微器械，此类器械纤细而精巧，同时价值亦较常规大体解剖器械高，因而需要倍加爱护，切不可使用蛮力，或在不适用的场合强行应用，如此方可延长其使用寿命。

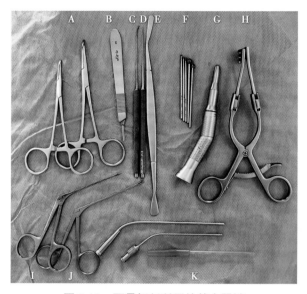

图 2.10　颞骨解剖所用的基本器械

A. 止血钳　B. 刀柄　C. 中耳剥离子　D. 钩针　E. 骨膜剥离子　F. 钻头
G. 弯手柄　H. 乳突牵开器　I. 显微剪　J. 麦粒钳　K. 吸引器头

3

颞骨解剖操作

颞骨为一块复合骨，其内包含结构众多，这些结构又各具不同作用，理解和学习难度大。目前国内各解剖班培训班学习时间一般有限，仅靠一次解剖难以让初学者完全掌握颞骨解剖，同时国内解剖资源稀缺，价格较高，使得初学者参与颞骨实践的机会更加难得。因此，为了更好地提高学习效率，最大程度利用宝贵的解剖资源，以在有限的时间内最大程度提高对颞骨结构的熟识程度，笔者依据自己的个人经验，打破常规解剖教学顺序，设计编定全新的解剖径路顺序，参考书中方法仅用单侧颞骨即可完成绝大部分颞骨解剖操作。

此外，笔者在带教过程中发现，有相当比例的初学者因对颞骨结构不熟悉而在解剖时茫然不知所措，不知道该如何去规划解剖步骤，更不知道每一个步骤应该做到什么程度。具体表现为解剖刚开始时解剖目标不明确，步骤不清晰，进度滞后，后期时间匮乏时就开始破坏性解剖，只求看到结构即可，无所谓步骤和安全性，这样的解剖不仅无法达到学习的目的而且还浪费了宝贵的解剖资源。因此笔者将颞骨解剖细分为若干章节，并设定了明确的解剖目标，配以详细的解剖步骤，并附每一步骤的推荐完成时间，这样读者可以跟随指示非常清晰明确而高效地完成一次颞骨解剖。此外，整个颞骨解剖的时间控制在 8 个小时，这一时间长度可以满足国内绝大多数颞骨解剖学习班的要求。需要注意的是，对于初学者，知道解剖结构长什么样子、在什么位置、与"邻居"之间是什么关系是最基础、最重要的，模拟手术操作、提高解剖效率等都是后期可以再精进的内容。

本章节着重突出三个理念：

第一：是充分利用资源，即尽可能在一个标本上完成尽可能多的实践。

第二：是各手术入路相互融合，即在进行一个入路时，如有可能影响其他径路的解剖，则暂停此入路而实施其他径路，以免因为第一个入路破坏了相关结构而无法实施第二个入路。

第三：是强调读者应该树立颞骨解剖的一般原则——逐层深入、有理有据、全面推进。颞骨内结构位置较深且为骨质包埋，颞骨解剖的过程即层层剥离骨质，逐步暴露内部结构的过程，"逐层深入"即由外向内分为多个平面，由浅入深，层层推进。"有理有据"是指依靠已有或已暴露的标志定位未暴露结构，如：当前一层面的解剖结构已经暴露而下一层面的解剖结构尚未显露时，要依靠当前层面的解剖标志来定位下一层面解剖结构的位置，做到"有理有据"才能避免因盲目解剖而意外损伤深部的解剖结构。"全面推进"指的是解剖时应完成整个层面的解剖后再推进到下一层面，在上一层面尚未解剖完全时直接推进到下一层面是不推荐的，这也违背了"逐层深入"和"有理有据"的原则。

关于解剖方位的描述，同一结构从不同的手术入路或不同角度的观察方向都会呈现出不同的位置关系。为了避免描述混乱，本书在解剖方位的描述中采用绝对方位，即：

- 头侧为上，脚侧为下。
- 腹侧为前，背侧为后。
- 靠近身体矢状正中切面为内侧，远离身体矢状正中切面为外侧。
- 左手侧为左侧，右手侧为右侧。

3.1　第1个小时的操作

3.1.1　切开皮肤，自皮下组织分离皮肤（2min）

耳后入路是耳外科最常用的径路，也是颞骨解剖需要重点掌握的入路。耳外科手术常用的耳后切口包括耳郭后沟切口和耳后切口两种。耳郭后沟切口为距耳郭后沟约0.5cm且与之近似平行的弧形切口，上平耳郭附着处上缘，下至乳突尖水平。耳后切口相对于耳郭后沟切口更为后移，同样为一弧形切口，变异较多，根据手术目的的不同可自由确定与耳郭后沟的距离。

本书所用颞骨标本，除特殊说明外，均为右侧颞骨。

【目标】　定位切口位置，切开皮肤。

【步骤】

（1）固定标本至解剖位，固定一定要牢靠。

（2）确定耳郭后沟位置，触诊确定乳突尖位置。

（3）行耳后大C形切口，目的在于扩大手术范围，以便从更宏观的角度观察颞骨及毗邻结构。切口足够大时甚至可以省略使用牵开器。

【注意】　初学者一般由于解剖实践经验不足，可能会因自觉无从下手而小心翼翼，只做很小的切口，其弊端在于随着解剖的深入，术野逐渐向深部延伸，小的皮肤切口会限制乳突的暴露范围，乳突暴露范围小又进一步限制了向下暴露深部结构。因而，其结果是往往需要返回皮肤层面，由外向内再度逐层扩大术区（甚至多次返回扩大切口），既浪费时间又打乱了解剖步骤。更糟糕的情况是部分解剖者可能妥协于小的切口，艰难地在深部探索，不知不觉中可能已经损伤了深部结构，造成无可挽回的错误。

本书推荐读者使用远离耳郭后沟的大C形皮肤切口，强调"充分暴露"，其优点在于避免前述的不断返工扩大切口，同时大切口有利于解剖者了解乳突周边结构，从而能从宏观上更好的定位和了解乳突。"充分暴露"原则与乳突轮廓化中"碟形术腔"的目的也是一致的，都是为了暴露深部结构。同时，这一原则与耳科手术"安全、微创"的理念也并不冲突，因为手术本身是一个"暴露与止血"的过程，保证"安全、微创"的前提是"充分暴露"，没有"充分暴露"，"安全"无从谈起，"微创"也就毫无意义（图3.1.1）。

【器械】　解剖刀

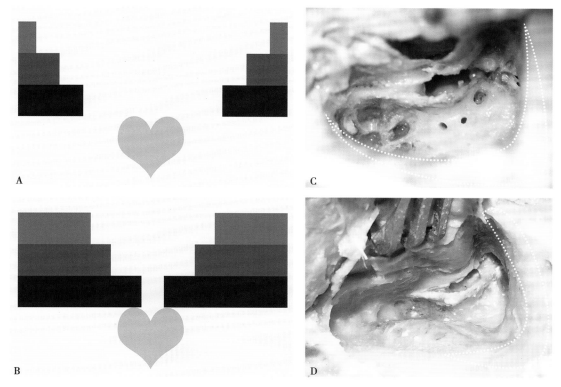

图 3.1.1　大切口与小切口相比

A. 大切口（碟形术腔）示意图　B. 小切口示意图　C. 和 D. 学员作品。A 为大切口，较 B 明显更有利于暴露深部结构。C、D 为学员作品（左侧），D 较 C 更易于观察深部结构，但二者在白色虚线区域仍可进一步扩大，以改善观察。注意：大切口并不意味着片面的无限制的扩大，而是在特定解剖目的的限定下可行的较大的切口

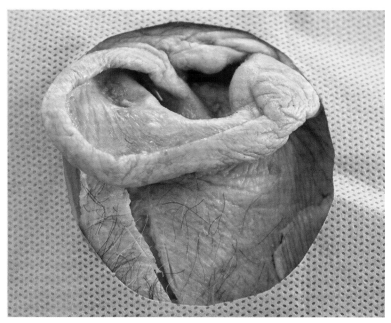

图 3.1.2　固定至解剖位的标本（右）
注：耳后皮肤裂口为标本损伤，非特意为之

3.1.2　切开皮下组织，横断外耳道（3min）

【目标】　于皮下组织与乳突表面筋骨膜之间分离，横断外耳道，并将耳后皮肤及皮下组织连同耳郭向前翻起。

【步骤】

（1）以血管钳钳起皮肤切口边缘。

（2）以解剖刀沿皮肤切口切开皮下组织。

（3）沿着皮下组织与乳突表面骨膜之间分离。

（4）横断外耳道皮肤及外耳道软骨，并继续向前分离约1cm。

（5）将耳后皮肤、皮下组织连同耳郭一起向前翻起。

【注意】　切断外耳道并非常规手术操作，但由于解剖中切断外耳道对辨识解剖结构无影响，且有利于充分暴露，故此处直接切断外耳道。

【器械】　解剖刀，血管钳

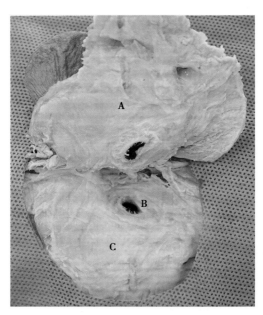

图3.1.3　分离皮肤及皮下组织（除特殊说明外，以下均为右侧）
A. 向前分起的皮肤、皮下组织及耳郭　B. 被横断的外耳道皮肤及外耳道软骨　C. 乳突表面的骨膜

3.1.3　清理乳突筋骨膜表面结缔组织，暴露胸锁乳突肌（2min）

【目标】　暴露胸锁乳突肌。

【步骤】

（1）以血管钳（或解剖镊）提起乳突表面薄层结缔组织。

（2）以解剖刀逐层去除结缔组织。

（3）结缔组织去除后即可暴露银白色、富有金属光泽的胸锁乳突肌肌腱，沿肌腱向下追踪即可定位胸锁乳突肌肌腹。

- 耳后肌（auricularis posterior）：属于耳肌（auricularis）之一，亦为耳郭周围的退化肌。耳郭周围还有耳前肌（auricularis anterior）和耳上肌（auricularis superior），此三块肌肉止点均位于耳郭，分别牵拉耳郭向后、前、上。

- 胸锁乳突肌（sternocleidomastoid muscle）：为颈部重要的肌性标志，胸骨头起自胸骨柄前面，锁骨头起自锁骨内 1/3 端上缘，止于乳突外侧面及上项线外侧 1/3，由副神经和第 2、3 颈神经前支支配，其深面为颈动脉鞘。

【器械】 血管钳（解剖镊），解剖刀

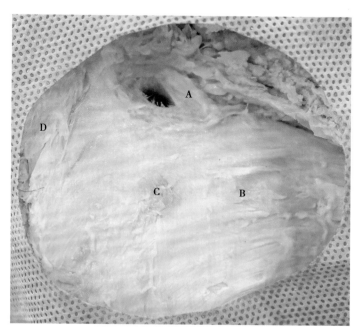

图 3.1.4　暴露胸锁乳突肌
A. 横断的外耳道（前翻的耳郭及耳后皮瓣放置于铺巾下方）
B. 胸锁乳突肌　C. 耳后肌断端　D. 颞肌

3.1.4　游离胸锁乳突肌上端（2min）

【目标】 游离胸锁乳突肌上端，逐层暴露乳突骨皮质。

【步骤】

（1）沿乳突后缘至乳突尖，由上向下弧形切开胸锁乳突肌附着处。

（2）在切口下部可见下层从前上至后下走行的头夹肌，以解剖刀刀柄钝性分离头夹肌与胸锁乳突肌之间的肌间隙。

（3）分离头夹肌与胸锁乳突肌之间的间隙至胸锁乳突肌上端在乳突的附着处，予以切断。

【注意】

（1）腮腺位于外耳道及乳突尖夹角前下方，切除胸锁乳突肌在乳突尖上的附着处时可能需要暴露部分腮腺后缘。

（2）乳突后缘有多块肌肉附着，仔细分辨肌间隙，分离各肌。

【器械】 血管钳（解剖镊），解剖刀

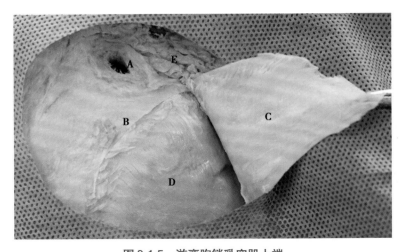

图 3.1.5　游离胸锁乳突肌上端
A. 横断的外耳道　B. 乳突　C. 被游离的胸锁乳突肌上端　D. 头夹肌　E. 腮腺

3.1.5　游离头夹肌上端(2min)

【目标】　游离头夹肌上端,暴露深面的头最长肌。

【步骤】

(1)沿乳突后缘切开头夹肌在乳突后缘的附着处。

(2)以血管钳(解剖镊)及解剖刀分离头夹肌上端并向下翻转。

(3)暴露深部的头最长肌。

● 头夹肌(splenius capitis muscle):起自项韧带下端、第7颈椎棘突、第3~4胸椎棘突,止于乳突后外缘及上项线外1/3。

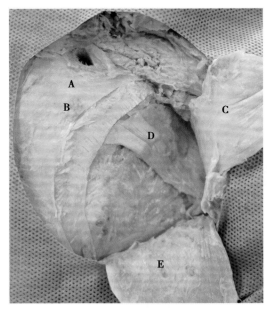

图 3.1.6　游离头夹肌上端
A. 乳突　B. 耳后肌残端　C. 胸锁乳突肌　D. 头最长肌　E. 头夹肌

● 头最长肌（longus capitis）：起自第4～5胸椎横突及第3～4颈椎关节突，止于头夹肌深面的乳突后缘。

【器械】 血管钳（解剖镊），解剖刀

3.1.6 游离头最长肌上端（2min）

【目标】 游离头最长肌上端，显露乳突尖。

【步骤】

（1）沿乳突后缘切断头最长肌在乳突后缘的附着处。

（2）以血管钳（解剖镊）及解剖刀分离头最长肌上端并向下翻转。

（3）暴露乳突尖，在头最长肌深面还可见到枕动脉（occipital artery）及头上斜肌（obliquus capitis superior muscle）。

【注意】 二腹肌后腹起自乳突尖内侧的乳突切迹，向前下走行。切除乳突尖后可在乳突尖内侧、枕动脉外侧见到二腹肌后腹，图3.1.6中未暴露二腹肌。

● 头上斜肌（obliquus capitis superior muscle）：起于寰椎横突，止于上、下项线之间外侧部。

● 枕动脉（occipital artery）：起自颈外动脉后部，沿二腹肌后腹下缘向后走行，经行乳突沟内侧的枕动脉沟。

【器械】 血管钳（解剖镊），解剖刀

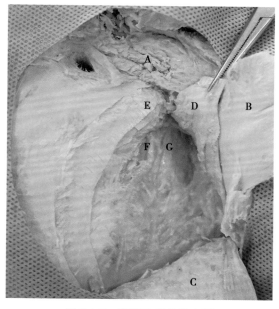

图3.1.7 游离头最长肌上端
A. 腮腺 B. 胸锁乳突肌 C. 头夹肌 D. 头最长肌
E. 乳突尖 F. 枕动脉 G. 头上斜肌

3.1.7 分离耳后筋骨膜，暴露乳突骨皮质（2min）

【目标】 暴露乳突骨皮质。

【步骤】

（1）自乳突后缘切开筋骨膜。

（2）自后向前，以血管钳（解剖镊）及骨膜剥离子紧贴乳突骨皮质分离筋骨膜至骨性外耳道口。

（3）定位乳突表面骨性标志。

【注意】

（1）秉承"充分暴露"的原则，乳突的暴露亦推荐暴露所有乳突边界，以便于实施乳突开放，理解乳突内外结构的联系。

（2）乳突后缘及乳突尖为颈、项部肌肉附着的部位，肌腱与骨面结合紧密，骨膜剥离子有时难以分离，可用手术刀予以锐性切断。

● 颞线（temporal line）：颧突后根上缘经外耳门上方向后延伸的骨性隆起，为颞肌下缘的附着部，同时也是颅中窝底的体外标志线，切除乳突时为术腔上界，经颅中窝手术入路时为颅骨开窗的下界。

● 顶切迹（parietal notch）：颞骨鳞部上缘后部与乳突部上缘相接处的凹陷切迹，与顶骨后下方的乳突角相衔接，顶切迹与乳突尖的连线大致相当于乳突内乙状窦的走行方向。

● 腮腺（parotid gland）：位于颧弓下方、外耳道前下、乳突前方、咬肌表面、下颌支的后方，左右各一，为最大的唾液腺。一般可分为深、浅两叶，面神经主干及其分支穿行于二者之间。

【器械】　血管钳（解剖镊），解剖刀，骨膜剥离子

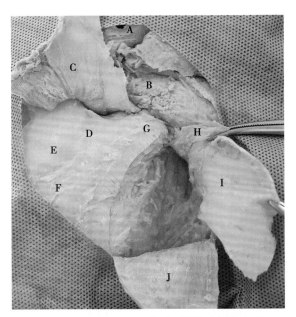

图 3.1.8　分离耳后筋骨膜，暴露乳突骨皮质

A. 外耳道断端　B. 腮腺　C. 耳后筋骨膜　D. 乳突骨皮质

E. 颞线　F. 顶骨乳突角（与颞骨之顶切迹对应）　G. 乳突尖

H. 头最长肌　I. 胸锁乳突肌　J. 头夹肌

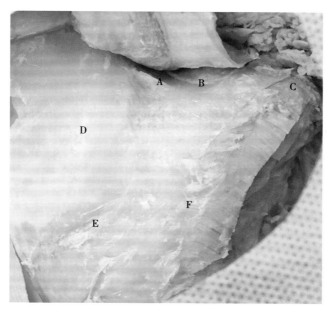

图 3.1.9　乳突表面骨性标志

A. Henle 棘　B. 鼓乳裂　C. 乳突尖　D. 颞线　E. 顶切迹　F. 乳突后缘

3.1.8　确定乳突切除范围（2min）

【目标】　根据乳突表面骨性结构确定乳突切除范围。

【步骤】

（1）自 Henle 棘上方，沿着颞线上缘确定乳突切除的上缘。

（2）Henle 棘至乳突尖连线作为乳突切除的前缘。

（3）沿乳突后缘，做连接上缘后端与前缘下端的连线，作为乳突切除的后缘。

【注意】

（1）颞线是颅中窝底在体表的投影标志，Henle 棘后方的是深部鼓窦的体表标志，鼓乳裂大致相当于深部面神经垂直段的走行位置，乳突尖至顶切迹的连线为乙状窦的体表标志线。

（2）推荐"充分暴露"原则，即确定乳突切除范围时尽可能扩大切除范围，例如：颞线标志颅中窝底，本书推荐沿着颞线上缘切除骨质。

（3）乳突切除的前缘为外耳道后壁，切口过度靠前，有损伤外耳道骨性后壁的可能，因而"尽可能地扩大切除范围"并不意味着无限制的扩大，它受到相关因素的制约。具体而言，乳突切除的前缘不应超过鼓乳裂。

● Henle 棘（spine of Henle）：又称外耳道上棘（suprameatal spine），为颞线下方、骨性外耳道口后上方的一个骨性棘状突起，位置恒定，标志明显，是寻找筛区、定位鼓窦的重要标志。

● 筛区（cribriform area）：亦称道上三角（suprameatal triangle）或 Macewen 三角，指外耳道后壁向上延伸与颞线垂直相交所成的三角形区域，道上三角位置恒定，此处骨面含有许多小血管穿行的孔洞，其深面为鼓窦。

● 鼓窦（antrum）：乳突内最大的气房，出生时已经存在，是乳突气房与鼓室沟通的唯一通路；上壁为鼓窦盖，与颅中窝相邻；下壁与乳突气房相通；前壁，上部为鼓窦入口，下方为外耳道后壁及面神经管垂直段的起点；后壁为乙状窦；内侧壁前份为外半规管隆凸及面神经水平段后部，后份为后半规管；外侧壁相当于筛区。鼓窦是乳突轮廓化中重要的解剖标志。

● 乙状窦（sigmoid sinus）：颅内成对的硬脑膜静脉窦，位于颞、枕骨内面的乙状沟内；起自横窦末端，止于颈静脉球，呈 S 形，中途尚引流岩上窦、岩下窦、大脑下静脉、乳突导血管等血管。乙状窦自身位置变异较大，与乳突气化程度有一定的关系。

【器械】　大号切削钻 / 金刚钻，吸引器

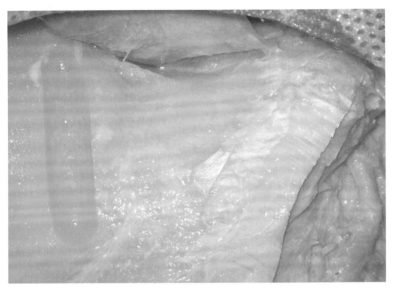

图 3.1.10　确定乳突切除的上界
沿颞线切除骨质（常规）。笔者推荐沿颞线上缘切除骨质，有利于扩大术腔，充分暴露颅中窝底

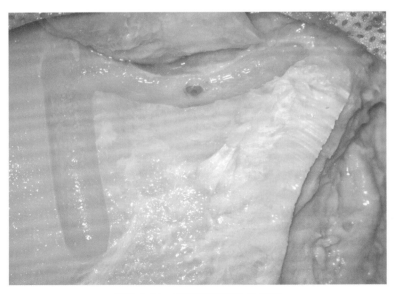

图 3.1.11　确定乳突切除的前界
连接乳突尖与 Henle 棘，向前不超过鼓乳裂

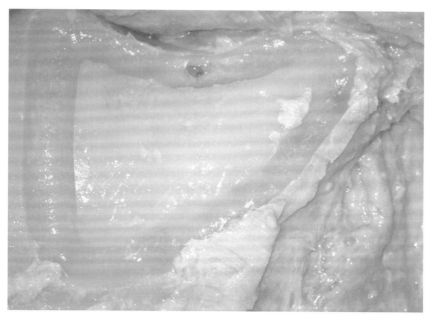

图 3.1.12　乳突切除的范围

沿乳突后缘以平滑的曲线连接乳突上缘后端及前缘下端,确定乳突切除的范围

3.1.9　切除乳突骨皮质,暴露乳突气房(3min)

【目标】　暴露乳突气房。

【步骤】　由前向后,自上向下,由浅入深逐层磨除乳突表面骨皮质,暴露乳突气房。

【注意】

(1)**体会选钻头的方法:** 能完成本步操作且不影响其他结构前提下所能使用的最大的钻头;无重要结构时,如乳突骨皮质,可用切削钻/粗砂金刚钻。

(2)**体会钻头的握持方法:** 执笔式。

(3)**体会钻头运行方向的控制:** 由远及近,由远离自己向靠近自己,由重要结构向非重要结构。

(4)**体会冲洗液冲洗量与钻头的配合:** 一般钻头越大、带来的骨屑也越多,往往需要配合使用大量的冲洗液冲洗,以保持术野的清晰。

(5)**体会钻头、冲洗液与吸引器的配合:** 首先吸引器头不可碰触钻头,无论金属或塑料材质的吸引器头碰触高速旋转的钻头都不可避免的引起钻头和吸引器头的磨损,影响使用年限,更可怕的是如果冲洗量不够,则很有可能遗留微小的塑料或金属碎屑在术腔内。其次尽最大可能调整冲洗头与吸引器头的位置,使钻头始终保持在二者之间,以便形成有效的冲洗路径,尽快带走骨屑,需注意不能用钻头迁就冲洗头或吸引器头,而应该以钻头为准调整其他两个设备。最后,吸引器头一般放置于术腔位置最低处或最需要处,以保证清除骨屑的效率或达到某些特定的手术目的。

● 乳突孔（mastoid foramen）：乳突近后缘处贯穿骨皮质的孔，数量不定、大小不一，其内有乳突导血管通过，沟通颅外静脉与乙状窦，枕动脉亦偶有小分支经此孔供给硬脑膜。术中过度向后分离有可能伤及乳突导血管，引起静脉大量出血。

【器械】 大号切削钻/金刚钻，吸引器

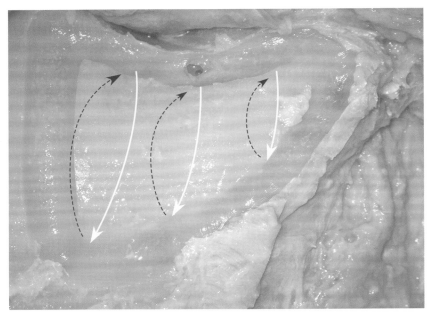

图 3.1.13　切除乳突骨皮质的方法
由前向后、由上向下磨除骨质。白色曲线：钻头自前向后磨除骨质的运动方向。蓝色虚线：提起钻头返回前缘的运动轨迹

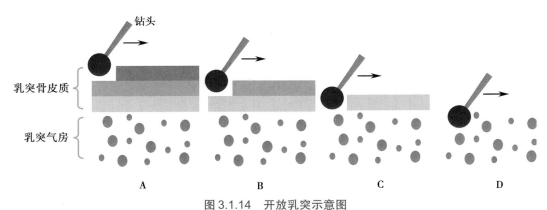

图 3.1.14　开放乳突示意图
演示切除乳突骨皮质的方法：逐层磨除，由浅入深

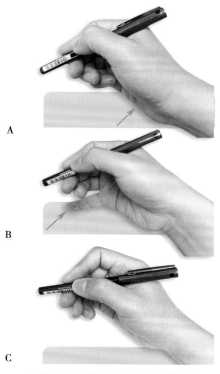

图 3.1.15　持钻方法（以笔代钻）

A. 以小鱼际靠于牢固物体上，稳定可靠　B. 以小指尖端靠于牢固物体上，较稳定可靠　C. 悬空持笔（钻），危险性极大，严禁以此种方式持钻

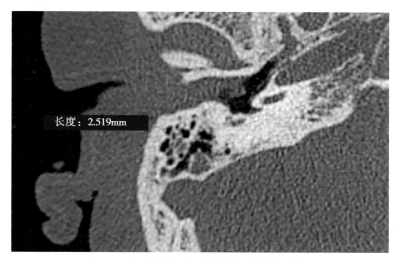

图 3.1.16　颞骨轴位 CT 表现（外耳道层面）

示乳突骨皮质厚度（右）。注意：乳突骨皮质各处厚度不一，此处显示外耳道层面处乳突骨皮质厚度约 2.5mm，读者可以此数据作为参考，同时与术中解剖实际情况对比，积累经验

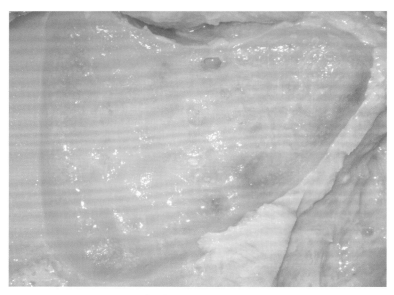

图 3.1.17　切除乳突骨皮质，暴露乳突气房

3.1.10　切除乳突上部气房，暴露乳突盖(5min)

【目标】　暴露乳突盖。

【步骤】

(1)沿乳突腔上缘逐层深入磨除乳突气房。

(2)至乳突气房消失，代之以无气房的致密骨质时，必须改用金刚钻，逐层磨除骨质，直至暴露颅中窝硬脑膜。

【注意】

(1)"有理有据"，谨记颞线为颅中窝底的标志线。

(2)颅中窝底外侧面为一弧形曲线，颞骨骨皮质表面至颅腔的距离因位置不同而有较大差异(图 3.1.19)，推荐初学者从颞线上方作为乳突切除的上缘，其优点在于"充分暴露"，我们上一步中已经沿着颞线上缘切除乳突骨皮质，因而我们现在所看到的乳突术腔的上缘理应高于颅中窝底(图 3.1.18)。这样处理的优点在于：1)可以在更浅的层面暴露颅中窝硬脑膜。在图 3.1.19 中，(A)处理论上为颞线所在处，约平颅中窝底，从此处切开乳突骨皮质暴露硬脑膜需磨 8mm 深，而从颞线上方(B)处磨骨，则只需要 5mm 的深度。2)可以扩大暴露硬脑膜，有利于观察颅中窝底硬脑膜的形态。当然还需明白，手术不同于解剖，手术的暴露范围以能完成手术目标为准，不顾及目的而片面追求扩大暴露是违背手术原则的。

(3)颅中窝底的高度变异较大，颅中窝低位将给解剖带来一定的困难(图 3.1.20C)。

(4)乳突盖上方即为颅中窝底硬脑膜，其表面可有硬脑膜动脉，在此步骤必须使用金刚钻，切削钻单次切除骨质较厚，难以控制，有可能直接损伤硬脑膜。同时在此步骤留下充足的时间，细细体会轮廓化乳突盖的感觉，并锻炼对钻头的控制能力。

【器械】　金刚钻，吸引器

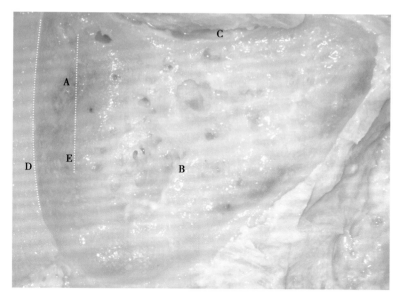

图 3.1.18　切除乳突腔上部深处乳突气房，暴露颅中窝底
A. 颅中窝底（乳突盖）　B. 乙状窦阴影　C. 鼓乳裂　D. 乳突腔上缘
E. 颅中窝底所在平面（低于乳突腔上缘）

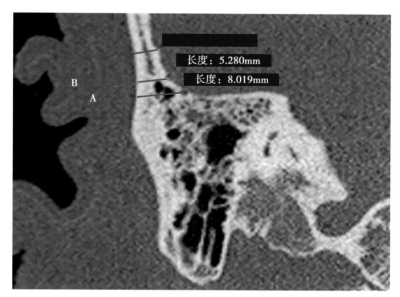

图 3.1.19　冠状位后半规管层面颞骨 CT 表现
示颅骨厚度或乳突表面至颅中窝底的距离（右）。A. 颞线稍上方处　B. 颞线
上方约 3mm 处，从此处磨除骨质能更快地暴露硬脑膜

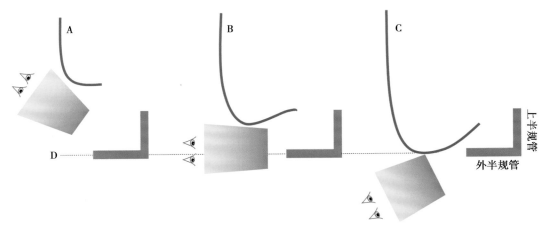

图 3.1.20　不同位置的颅中窝底对解剖的影响（冠状位，左侧颞骨）

A、B、C. 底部高低不同的颅中窝　D. 外半规管所在平面

颅中窝低位：颅中窝底低于外半规管所在平面（C）。以同样暴露左侧外半规管为例，A、B、C 三类不同高度的颅中窝底需要不同的手术视角，相比而言，在 C 的情况下暴露半规管及其上方的结构难度明显高于 A、B。

3.1.11　切除乳突后部气房，暴露乙状窦外侧面（5min）

【目标】　暴露乙状窦外侧面。

【步骤】

（1）沿乳突腔后缘乙状窦阴影处以金刚钻逐层磨除骨质。

（2）磨至乳突气房消失，代之以无气房的致密骨质，要求透过菲薄透明的骨质可以见到其内深色的乙状窦，同时要保留乙状窦表面骨板的完整性（图 3.1.21）。

【注意】

（1）"有理有据"：乙状窦位于乳突腔后缘，乳突尖至顶切迹的连线大致相当于乙状窦的体表投影，一般可循此标志解剖暴露乙状窦；乙状窦颜色较深，透过削薄的骨质可以看到，便于定位。

（2）需注意的是乙状窦行程变异较大，乳突气房发育良好则乙状窦后移，乳突气房发育不佳，则乙状窦前移的可能性较大。

（3）乙状窦管壁菲薄，对外力的抵抗能力远小于硬脑膜，其表面的骨板一旦破损即大大增加乙状窦破损的风险，因此磨除此处骨质时应倍加小心，必须使用金刚钻。

（4）对于乙状窦应该小心但不应恐惧，乙状窦内压力较小，手术中万一遇到小的破损时，通过压迫、筋膜覆盖等方法可以安全的解决。

【器械】　金刚钻，吸引器

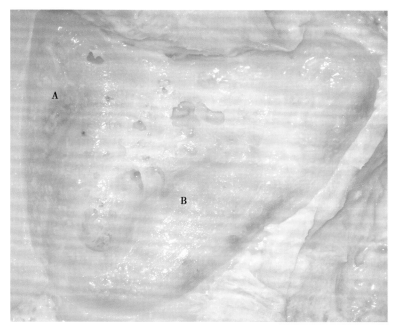

图 3.1.21　暴露乙状窦外侧骨壁

以金刚钻沿乳突腔后缘,循乙状窦深色的阴影逐层切除骨质,暴露乙状窦
外侧骨壁。A. 乳突盖　B. 乙状窦外侧骨壁

【注意】

（1）乙状窦行程较长,各处距离乳突骨皮质的距离不一,图 3.1.22 中数据为 4.891mm 仅供解剖参考,读者可在解剖中与实际情况对比。

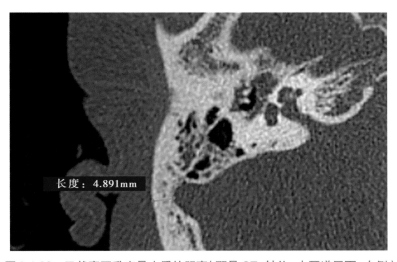

图 3.1.22　乙状窦至乳突骨皮质的距离（颞骨 CT,轴位,内耳道层面,右侧）

（2）乙状窦行程变异较大，可有前移、憩室、骨壁缺损等，需要相应处理。对于前移的乙状窦可做 Bill 骨岛，将乙状窦后压。外凸的憩室，极端情况下乙状窦可能直接显露于乳突骨皮质，因此，在乳突骨面发现深色结构时一定要注意排除乙状窦憩室的可能，可以沿憩室周围轮廓化并予以压迫、还纳。乙状窦骨壁缺损最为简单，以筋膜、骨粉直接封闭或以夹层法封闭缺损处即可。

乙状窦前移：乙状窦前壁与外耳道后壁之间的距离（b）小于 1cm（图 3.1.23）。对于过度前移的乙状窦（B）可能需要采用软化乙状窦骨壁，形成 Bill 骨岛，将乙状窦向后压迫，以留出充足的空间完成深部迷路、面神经、耳蜗等结构的暴露。

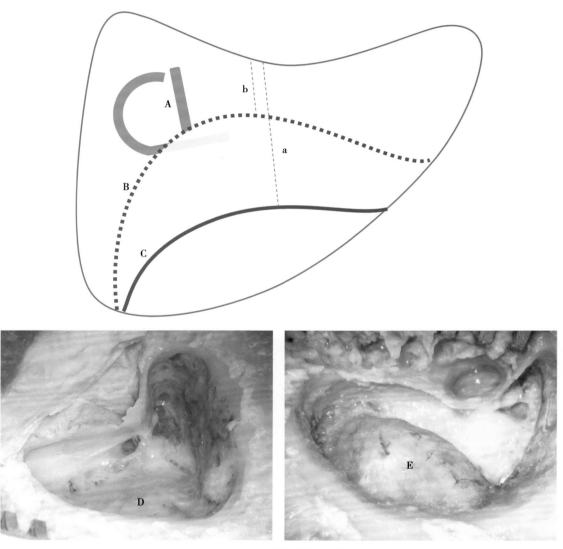

图 3.1.23　不同位置的乙状窦
A. 右侧骨迷路（a、b. 乙状窦前壁与外耳道后壁的距离）　B. 前移的乙状窦　C. 未前移的乙状窦　D. 未前移的乙状窦（学员作品，左侧）　E. 前移的乙状窦（学员作品，左侧）

依据乙状窦前移和对深部结构遮蔽的情况决定环形切除乙状窦前壁骨壁的位置和大小（图 3.1.24C 中 a、b 所在的圆环）。切除乙状窦骨壁必须用金刚钻，以微小的力量使钻头"浮"于骨面上，逐层磨除骨质，直至暴露深色的乙状窦血管壁，然后向后压迫 Bill 骨岛即可暴露深面的结构（图 3.1.25）。

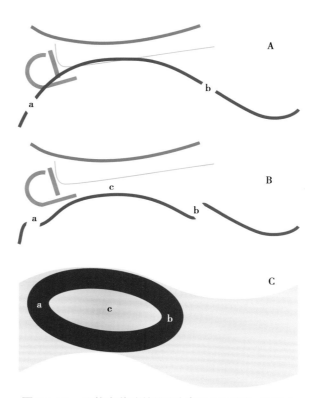

图 3.1.24　乙状窦前移的处理（磨制 Bill 骨岛，右侧）

A.（右侧手术位，从外向内观察）乙状窦前移，遮蔽深部的骨迷路和面神经，影响深部操作，需要予以处理

B.（右侧手术位，从外向内观察）切除环形经过 a、b 处的乙状窦骨壁，将乙状窦前壁残留的 Bill 骨岛向后压迫，留出解剖空间，以便实施深部操作。绿线条：外耳道后壁。蓝线条：骨迷路。黄线条：面神经。暗红线条：乙状窦前缘

C.（右侧手术位，从前向后观察乙状窦前缘）示 Bill 骨岛。灰色色块：乙状窦骨壁，暗红色圆环：乙状窦血管壁。a、b. 环形磨除的乙状窦骨壁，c. Bill 骨岛

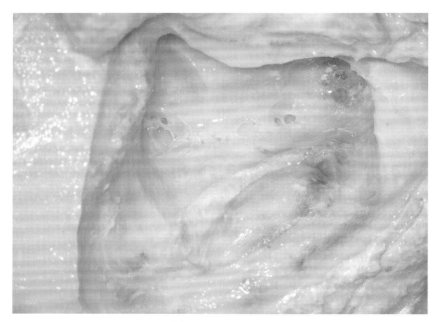

图 3.1.25　后续解剖中制作好的乙状窦 Bill 骨岛

3.1.12　切除乳突后上部气房，暴露窦脑膜角（10min）

【目标】　暴露窦脑膜角（sino-dural angle）。

【步骤】

（1）以金刚钻沿着已暴露的乳突盖向后扩展。

（2）以金刚钻沿着已暴露的乙状窦向后上扩展。

（3）选择合适大小的金刚钻，小心磨除乳突盖和乙状窦之间的骨质直至暴露夹角处的窦脑膜角。

【注意】

（1）标志点： 颅中窝底硬脑膜，乙状窦。

（2）窦脑膜角为乙状窦与颅中窝底硬脑膜围成的二面角，因而意味着越靠近窦脑膜角，则可供操作的空间愈加狭小，因而需要连续不断更换钻头的大小，以适应变化的术区尺寸并保证乙状窦和硬脑膜的安全。

（3）窦脑膜角深面为非常重要的岩上窦，该血管引流小脑 Dandy 静脉，因而必须小心，切不可损伤。

● 窦脑膜角（sinodura angle）：乳突腔后上部由颅中窝硬脑膜与乙状窦共同围成的区域，窦脑膜角的深面为岩上窦。

【器械】　金刚钻，吸引器

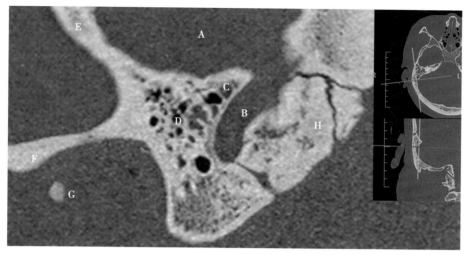

图 3.1.26　颞骨斜矢状位 CT 可见窦脑膜角 (右)

A. 颅中窝（颞叶）　B. 乙状窦　C. 窦脑膜角　D. 乳突气房　E. 颞骨鳞部　F. 颧弓
G. 颞下颌关节　H. 枕骨。图右小图为多平面三维重建（MPR）时相应的轴位与冠状位
CT，黄色标志线为斜矢状位切面，H 处为枕骨与乳突相接的骨缝，并非骨折线

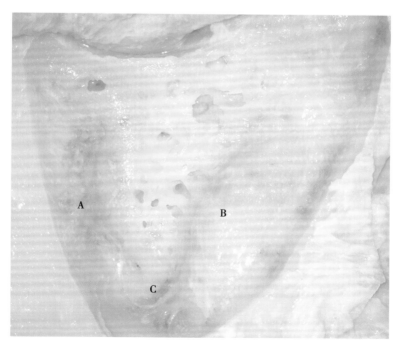

图 3.1.27　暴露窦脑膜角
A. 颅中窝底（乳突盖）　B. 乙状窦　C. 窦脑膜角

3.1.13　切除乳突腔上部气房,暴露鼓窦(10min)

【目标】　暴露鼓窦。

【步骤】

(1)依靠筛区、乙状窦、乳突盖、外耳道后壁定位鼓窦位置。

(2)切除乳突腔上部乳突气房,暴露鼓窦。

(3)于鼓窦深面可见内侧的骨迷路及向前上延伸的鼓窦入口。

【注意】

(1)鼓窦的定位依赖于已暴露结构的指示:乳突骨皮质表面的筛区,其内侧深部约 1cm 处为鼓窦。外耳道后壁、乳突盖与乙状窦所围成的区域深面为鼓窦,鼓窦深面为骨迷路。因此解剖过程中保证不损伤颅中窝底、乙状窦、窦脑膜角、外耳道后壁,在这几个结构之间向内磨除骨质必然可见鼓窦。鼓窦自出生时就已存在,为一恒定结构,极少缺失。

(2)Korner 隔,又称岩鳞板,为发育过程中之残余的结构,形似位于鼓窦外侧乳突腔内的一块完整骨板,易使术者误以为 Korner 隔外侧即为鼓窦,但 Korner 隔外侧气房位置较鼓窦为浅且较小,一般距乳突骨皮质不足 1cm,可资鉴别。打开 Korner 隔后才是真正的鼓窦。

【器械】　切削钻/金刚钻,吸引器

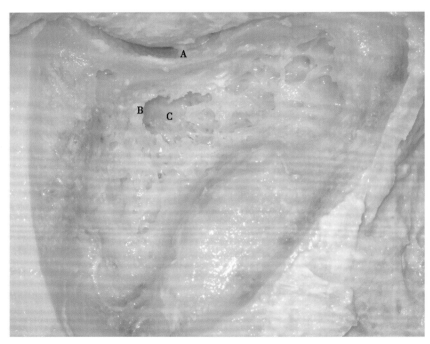

图 3.1.28　暴露鼓窦

A. 外耳道后壁　B. 已开放的鼓窦　C. 位于鼓窦内侧深部的骨迷路

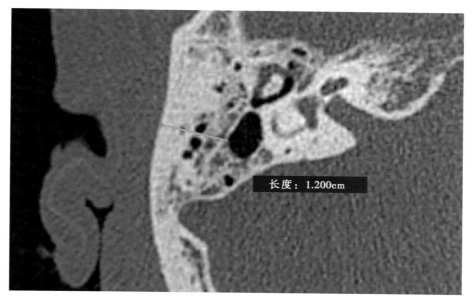

图 3.1.29 鼓窦在颞骨轴位 CT 的表现(外半规管层面,右)

鼓窦为位于乳突内的一个最大的含气腔,分别与乳突气房及上鼓室相通,鼓窦距乳突骨皮质的距离约 1cm

3.1.14 切除乳突尖气房,暴露二腹肌嵴(10min)

【目标】 暴露二腹肌嵴。

【步骤】

(1)切除乳突尖外侧骨皮质。

(2)切除乳突尖内侧气房。

(3)暴露二腹肌嵴外侧致密骨板。

(4)逐层磨除骨板至透过菲薄的骨板隐约可见二腹肌。

【注意】

(1)"全面推进",前述操作集中于乳突腔上部,故在此我们需要同时暴露乳突腔下方结构,整体向乳突腔深部推进。

(2)"逐层深入",暴露乳突腔浅层所有结构后再解剖乳突腔深层结构。

(3)二腹肌嵴走行方向为后外至前内,其最前端为茎乳孔,即面神经出颞骨处,其深面为乙状窦及颈静脉球,因而暴露二腹肌嵴时在中后部外侧操作非常安全,在未明确定位面神经及乙状窦的情况下,切勿过多探索前部及内侧区域。

(4)二腹肌嵴的暴露同样要求保留表层的骨板,因与二腹肌嵴对应的乳突外侧面为乳突切迹,其内有茎乳动脉及二腹肌后腹附着,开放骨板则有可能引起这些结构的损伤。

● 二腹肌嵴(digastric ridge):乳突腔内下方前后走形的骨性隆起,前端与面神经乳突段下端相交于茎乳孔,二腹肌嵴在乳突腔外侧对应的结构为容纳二腹肌的乳突切迹。

【器械】 切削钻,金刚钻,吸引器

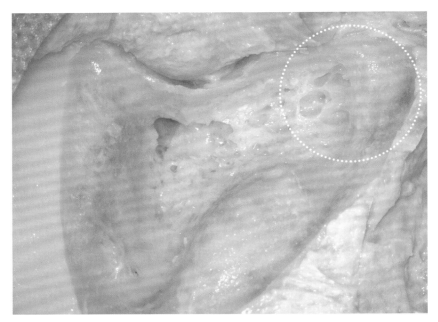

图 3.1.30 切除乳突尖外侧骨皮质

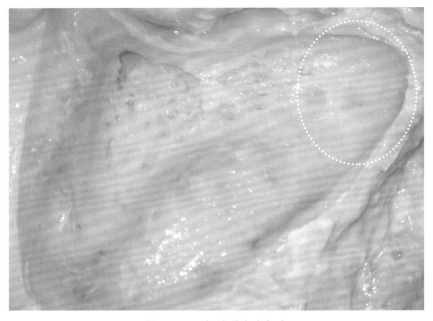

图 3.1.31 切除乳突尖气房

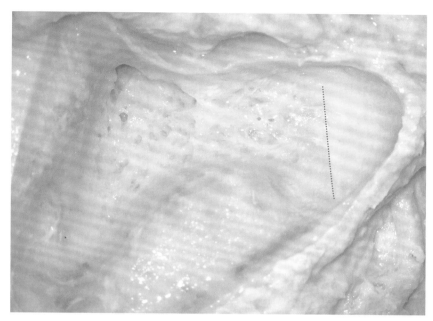

图 3.1.32　轮廓化二腹肌嵴，透过半透明的骨板隐约可见二腹肌

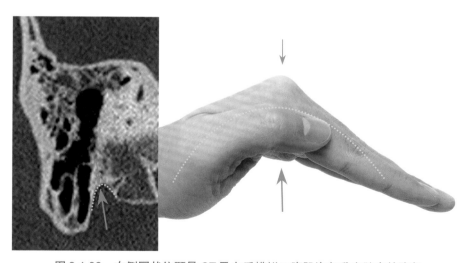

图 3.1.33　右侧冠状位颞骨 CT 及左手模拟二腹肌沟向乳突腔内的隆起
黄虚线示二腹肌沟凸入乳突腔的弧形截面，小绿箭示从乳突腔由内向外看为一隆起，
大绿箭示从乳突由外向内看为一凹陷，其内容纳二腹肌后腹

3.2　第2个小时的操作

3.2.1　削薄外耳道后壁，暴露鼓窦入口（10min）

【目标】　削薄外耳道后壁，暴露鼓窦入口。

【步骤】

（1）沿着外耳道后壁自外向内逐层切除骨质，不断削薄外耳道后壁。

（2）从已经暴露的鼓窦向前上方扩展，逐步开放鼓窦入口。

【注意】

（1）外耳道后壁走行方向为从后外向前内，因而随着解剖的深入，有可能需要调整显微镜的角度和磨骨的方向，以便从外向内整体削薄外耳道后壁。

（2）削薄外耳道后壁的程度以能暴露鼓索为限，过度向前削薄外耳道骨性后壁有可能引起外耳道后壁破损，一旦破损即有可能使乳突腔与外耳道相通。对这个程度的把握，需要通过解剖实践体会。

（3）外耳道后壁的厚度应均匀一致，避免厚薄不均。

（4）鼓窦上方为鼓窦盖，是乳突盖向前的延伸，且与乳突盖一样，其上方直接接触颅中窝底硬脑膜，因而需要注意保护鼓窦盖。

（5）面神经垂直段所在位置一般低于外半规管隆凸（即位于外半规管隆凸所在层面的内侧），因而在外半规管隆凸外侧使用切削钻一般是安全的（面神经畸形除外），当接近外半规管隆凸层面或外耳道后壁骨质较薄时，应及时更换为金刚钻。

【器械】　切削钻/金刚钻，吸引器

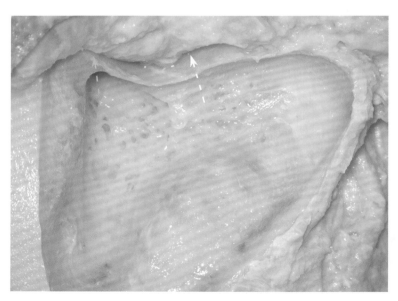

图 3.2.1　削薄外耳道后壁，暴露鼓窦入口

橙虚线箭头：自鼓窦向鼓窦入口及上鼓室延伸的方向。白虚线箭头：外耳道后壁自后外向前内延伸的方向

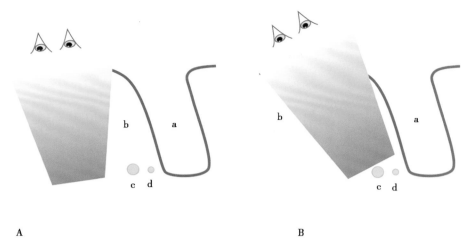

A   B

图 3.2.2　削薄外耳道后壁的方法示意图

A. 不正确的方法：此法将残留较厚的外耳道后壁，不利于暴露深面的结构　B. 正确的方法：通过调整显微镜视线和钻头钻磨方向，平行于外耳道后壁，有利于暴露深部结构。a. 外耳道　b. 乳突腔　c. 面神经（垂直段）　d. 鼓索。橙色渐变梯形：显微镜视线/钻头钻磨方向

3.2.2　暴露上鼓室后部及砧骨短脚（5min）

【目标】　暴露上鼓室后部及砧骨短脚。

【步骤】　沿鼓窦入口向前上方钻磨直至暴露砧骨短脚。

【注意】

（1）因上鼓室位于鼓窦前方，因而解剖时可能需要将显微镜自后下方向前上方调整视线，以便提供更好的观察角度。

（2）由于冲洗液与空气的折射率不同，因而在砧骨短脚尚未暴露前，有可能通过上鼓室、鼓窦内积存的冲洗液而提前见到砧骨短脚的折射影，有利于预判砧骨短脚的位置。

（3）听骨链的活动非常灵敏，在听骨链完整的情况下，绝对不能用电钻触动听骨，这有可能带来灾难性的神经性听力损失和耳鸣。在非必要的情况下，亦不建议用任何器械触动听骨链。

（4）相比于砧骨体，砧骨短脚更靠后，即更靠近术者，因而术中需要注意砧骨短脚的走行方向，避免无意间触动甚至损伤。

（5）砧骨短脚所在的位置为砧骨窝，砧骨窝下、外方连接外耳道后壁与骨迷路的骨质称为后拱柱，一般情况下应保留后拱柱和砧骨窝，以保证听骨链的稳定性。

（6）此区域空间狭小且重要结构遍布周边：上方为鼓室盖，下方内侧为外半规管隆凸，前方为砧骨，因而应选择合适大小的钻头，并保持钻头的稳定，以免出现意外损伤。

【器械】　金刚钻，吸引器

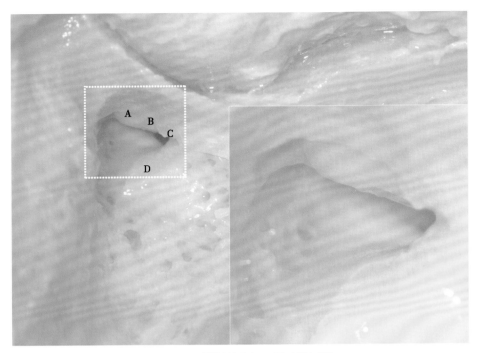

图 3.2.3　暴露鼓窦入口及砧骨短脚
A. 砧骨体　B. 砧骨短脚　C. 后拱柱（其内侧为砧骨窝）　D. 外半规管隆凸

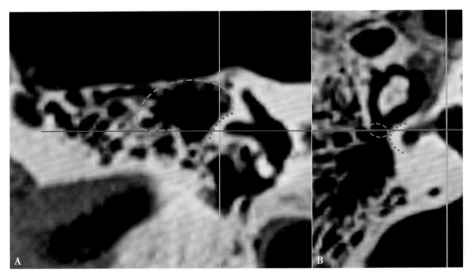

图 3.2.4　鼓窦入口与外半规管隆凸的关系（颞骨 CT，多平面重建，右侧）
A. 冠状位　B. 与 A 对应的轴位。橙色纵坐标：多平面重建后代表矢状面的坐标轴；紫色横坐标：多平面重建后代表轴位的坐标轴；蓝色横坐标：多平面重建后代表冠状面的坐标轴。橙色纵坐标指示人体的正上 - 正下和正前 - 正后方向；紫色、蓝色横坐标指示人体的正内 - 正外方向。绿虚线：鼓窦入口；红虚线：外半规管隆凸。由图中可见，外半规管隆凸位于鼓窦入口内下方

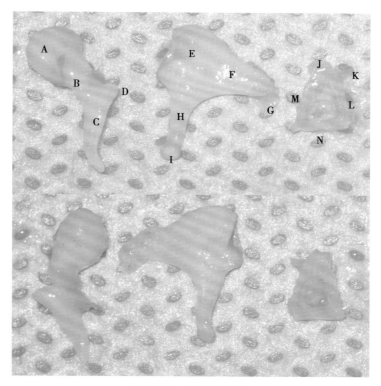

图 3.2.5　听小骨外观

A. 锤骨头　B. 锤骨颈　C. 锤骨柄　D. 锤骨短突　E. 砧骨体　F. 砧骨短脚　G. 砧骨后韧带（部分）
H. 砧骨长脚　I. 豆状突　J. 镫骨头　K. 镫骨肌腱（已剪断）　L. 后弓　M. 前弓　N. 镫骨足板

从左至右依次为锤骨、砧骨及镫骨，在本步骤中我们先看到的是砧骨短脚。

3.2.3　磨制面隐窝"平台"（10min）

【目标】　磨制面神经和鼓索所在平面外侧的"平台"。

【步骤】

（1）继续向内削薄外耳道后壁至外半规管隆凸层面。

（2）磨制面神经和鼓索所在平面外侧的"平台"。

【注意】

（1）对面神经和鼓索所在平面外侧的"平台"的理解可能较为困难，引进"平台"的概念的目的在于安全的定位和开放面隐窝，其本质是磨制位于面隐窝外侧的骨质平面（图3.2.6），这样在显露面神经和鼓索的前提下就可以在肉眼直视下非常安全的开放面隐窝。

（2）磨制"平台"要求削薄外耳道后壁（鼓索更靠近外耳道后壁，外耳道后壁的削薄程度亦以能暴露鼓索为限），并显露鼓索和面神经行程（类似于轮廓化两个神经外侧面）。

（3）由于是经耳后入路，术者视线是由后外向前内，因而与面神经相比，鼓索似乎更为靠向前内方（图3.2.7），因而需要磨除更多的骨质方能暴露鼓索。

● 面隐窝（facial recess）：为由面神经垂直段、鼓索后鼓索小管段及后拱柱所围成的一个近似三角形的隐窝，通过面神经隐窝可以开放后鼓室，是中耳胆脂瘤切除术、人工耳蜗植入术及振动声桥植入术等术式的重要步骤之一。

【器械】　金刚钻，吸引器

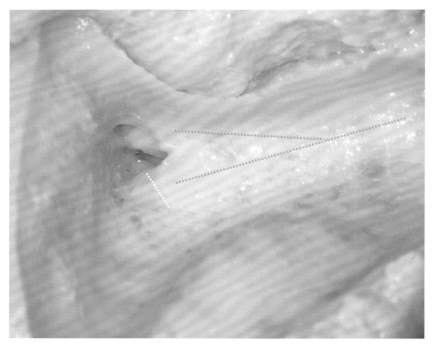

图 3.2.6　磨制面隐窝"平台"
白虚线：示意外半规管所在位置。黄虚线：示意面神经及鼓索

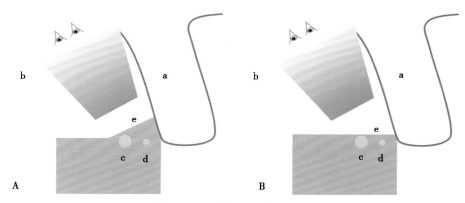

图 3.2.7　磨制面隐窝"平台"
A. 未磨制面隐窝的"平台"，可见平面（e）距离面神经（c）较近，但距鼓索（d）较远，直接以面神经为标志开放面隐窝有可能损伤鼓索。　B. 磨制面隐窝"平台"：平面（e）距离面神经（c）及鼓索（d）均较短，可以安全的在二者之间开放面神经隐窝。a. 外耳道 b. 乳突腔　c. 面神经（垂直段）　d. 鼓索　e. 面神经隐窝外侧骨质平面。橙色渐变梯形：显微镜视线／钻头钻磨方向

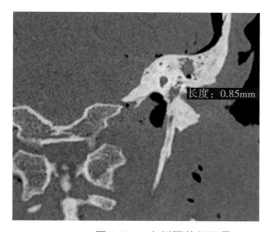
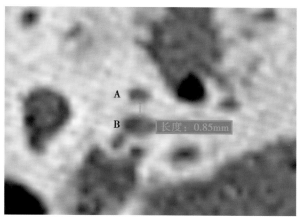

图 3.2.8　左侧冠状位颞骨 CT 示面神经水平段与外半规管管腔之间的距离
A. 外半规管管腔　B. 面神经水平段　B 为 A 的局部放大图

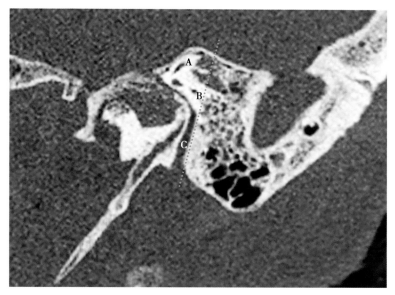

图 3.2.9　MPR 斜矢状位颞骨 CT 示外半规管隆凸与面神经之间的位置关系
A. 前半规管　B. 外半规管　C. 面神经（垂直段及水平段）　绿色虚线：面神经骨管外侧壁

由图中可见耳后入路时，外半规管隆凸外侧比较安全，一般不会伤及面神经垂直段。

3.2.4　暴露面神经垂直段（10min）

【目标】　暴露面神经垂直段。

【步骤】

（1）于外半规管隆凸下方、砧骨短脚后方、外耳道后壁后方约 5mm 范围内，朝向二腹肌嵴前端方向逐层磨除骨质。

（2）透过半透明的骨管隐约可见软组织影（红色、白色、暗红色等）时即向上下延伸扩展，暴露面神经垂直段。

【注意】

（1）面神经的暴露是一个难点，其关键在于面神经的定位。面神经水平段位于外半规管下方约 1mm 处，并于锥隆起平面经锥曲段弯折后逐渐向下延续为垂直段，最后经二腹肌嵴前方的茎乳孔出颞骨。面神经深埋骨质中，目前可供利用的解剖标志包括：外半规管隆凸（面神经必然位于其下方），砧骨短脚尖端（位于后拱柱中点，约相当于面隐窝上缘的中点，面神经垂直段必然位于其后方），外耳道后壁（面神经与外耳道后壁之间为鼓索，面隐窝最宽处约 3mm，因而在砧骨短脚下方、外耳道后方约 5mm 范围内寻找面神经较为可靠），二腹肌嵴（其前端与面神经相交，为面神经出颞骨处的茎乳孔，因而面神经下端必然朝向此处）。依靠这些解剖结构，同时采用逐层磨骨的方法，一般可顺利找到面神经垂直段，解剖中需要做的就是坚持、耐心、敏锐和自信。

（2）找寻面神经过程中可能需要放大显微镜倍率，以便及时发现骨层下面的软组织影，同时需要大量冲洗，以带走钻头摩擦产生的热量和骨屑。

（3）找寻面神经时推荐从下后方寻找，因面神经垂直段后上方存在后半规管，在标志不清时从上方磨骨有损伤后半规管的可能。面神经前方为已经被削薄的外耳道后壁，前内为尚未暴露的鼓索，因而建议从后外方寻找，以免磨破外耳道后壁或损伤鼓索。相对而言面神经垂直段下半部分后方为距离稍远的颅后窝硬脑膜和位置变异较大的颈静脉球，相对可供操作的安全空间更为充分。

（4）而在实际手术中，靠近面神经时常出现出血增多，显现淡粉红色软组织影等征象，可资参考。在手术时，推荐常规使用面神经监测仪。

（5）对于面神经垂直段出现的任何条索状软组织，均不可盲目切除，必须向周围延伸暴露，以明确是否是面神经（面神经可出现各种行程、形态变异）。

● 面神经（facial nerve）：是人体内穿过骨管最长的脑神经，按其所在位置可分为颅内、颞骨内和颅外 3 个部分、9 个节段。其中第 1 至 4 段位于颅内，第 5 至 8 段位于颞骨内，第 9 段位于颅外。具体为：

（1）运动神经核上段：从额叶中央前回下端的面神经运动中枢至面神经运动核。

（2）运动神经核段：面神经在脑桥中的行程。

（3）脑桥小脑角段：面神经出脑桥后至内耳门之间的行程。与此段面神经相伴的重要结构有小脑前下动脉、小脑后下动脉、迷路动脉、前庭神经、蜗神经及中间神经。此段长约 10～14mm。

（4）内耳道段：内耳道内的面神经，除小脑前下动脉与小脑后下动脉外其余伴行结构同脑桥小脑角段。此段长约 8～10mm。

（5）迷路段：自内耳道底到膝状神经节的面神经（含膝状神经节）。此段长约 2～4mm，重要的分支为岩浅大神经。

（6）鼓室段：又名水平段，起于膝状神经节，止于外半规管下方，为面神经在鼓室内壁内的行程，与水平面成 30°角。此段长约 9～11mm。

（7）锥曲段：外半规管下方至锥隆起平面之间的面神经。

（8）乳突段：又名垂直段，为锥隆起平面至茎乳孔之间的面神经，长约 12～16mm，此段的重要分支有鼓索和面神经镫骨肌支。

（9）颞骨外段： 面神经出茎乳孔后即发出二腹肌支与耳后支，面神经主干以约 105° 的角度转向前、外方进入腮腺。面神经在腮腺内的分支一般包括颞面干（颞支、颧支）与颈面干（颊支、下颌缘支与颈支）。

面神经为含有运动纤维、感觉纤维以及副交感纤维成分的混合神经。其中大部分属运动纤维，小部分为感觉与副交感纤维，构成中间神经（nerve intermedius）。

（1）运动神经纤维： 面神经的运动纤维来自脑桥下部的面神经核，此核接受额叶中央前回下端的面神经皮层中枢下行神经纤维支配，部分面神经核接受来自对侧大脑运动皮层的锥体束纤维，从这部分面神经核发出的运动纤维支配同侧颜面下部的肌肉。其余部分的面神经核接受来自两侧大脑皮层的锥体束纤维，从此发出的运动纤维支配额肌、眼轮匝肌及皱眉肌。因此，当一侧脑桥以上到大脑皮层之间受损时，仅引起对侧颜面下部肌肉瘫痪，而蹙额及闭眼功能均存在。面神经的运动纤维绕过展神经核后，在脑桥下缘穿出脑干。

（2）中间神经： 面神经的感觉纤维和副交感纤维组成中间神经，因其纤维进出脑干时位于听神经与面神经运动支之间而得名，为一独立的神经束。由内脏感觉纤维和内脏运动纤维组成。内脏感觉纤维起于膝状神经节内的假单极细胞，其中枢突进入脑干，终止于延髓孤束核的上端；周围突经鼓索司腭与舌前 2/3 的味觉。副交感内脏运动纤维由脑桥的上涎核发出，分两路分布：其一经岩浅大神经、翼管神经到达蝶腭神经节中的节后细胞，节后纤维分布到泪腺及鼻腔腺体；其二经鼓索到达下颌下神经节交换神经元，节后纤维支配下下颌下腺与舌下腺。

【器械】 金刚钻，吸引器

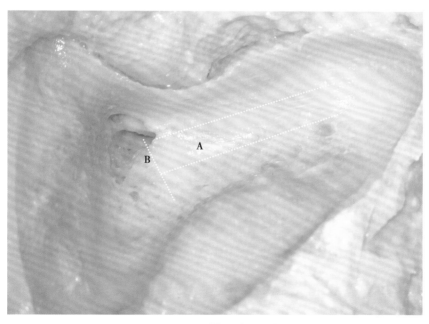

图 3.2.10　显露面神经垂直段
A. 面神经　B. 外半规管隆凸

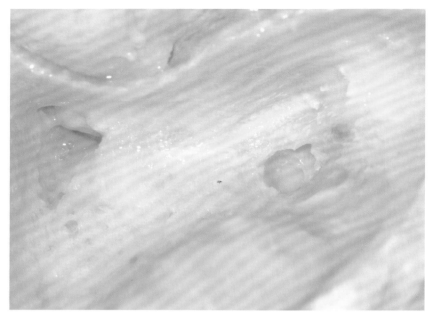

图 3.2.11　向上、向下扩展以暴露面神经垂直段

3.2.5　暴露鼓索（10min）

【目标】　暴露鼓索后的鼓索小管段。

【步骤】

（1）于面神经垂直段前方、外耳道后壁后方逐层磨除骨质直至暴露鼓索。

（2）沿着暴露的部分鼓索向前上及后下延伸，暴露鼓索后鼓索小管段全长。

【注意】

（1）相对于面神经的暴露，鼓索给术者带来的精神压力相对较小，但鼓索因其直径较小、位置深在、可有行程变异，因而仍存在一定的难度。此外，能否不损伤鼓索是耳外科医生业务水平的一个标志，亦不能大意。

（2）鼓索于茎乳孔上方 4～6mm 处的面神经垂直段分出，而后斜行向前上走行，并于外耳道后壁的鼓索隆起处进入鼓室。因而鼓索的下端约在面神经垂直段下部，鼓索上部约位于砧骨短脚尖前方。循此范围逐层磨骨，一般可轻松暴露鼓索。

（3）外耳道后壁骨质内常可见条索状纤维组织，可能是部分小血管或结缔组织，需要与鼓索鉴别。

（4）鼓索前方为已经削薄的外耳道后壁，因而应避免过多向前磨骨，以免外耳道骨壁破损，沟通乳突腔和外耳道。

（5）少数情况下可能见到鼓索后移、面隐窝狭窄，解决方法是游离鼓索，而后将游离的鼓索向前方推移约 1mm，以便向前扩大开放面隐窝。

● 鼓索（chorda tympani）：面神经在乳突内的分支之一，含副交感神经纤维和味觉神经纤维，鼓索穿行于外耳道后壁后方的后鼓索小管内，并经鼓环后部中份进入鼓室，穿行于砧骨长脚与锤骨柄之间，经岩鼓裂内端的前鼓索小管开口出鼓室入颞下窝，最终汇入舌神经。

【器械】 金刚钻，吸引器

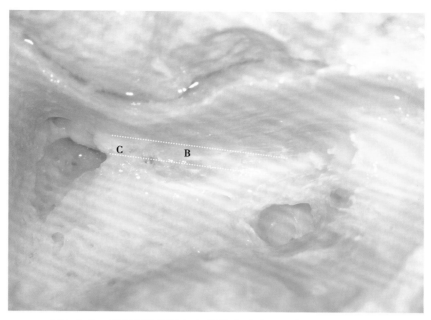

图 3.2.12 逐层削除面神经与外耳道后壁之间的骨质，显露鼓索
A. 面神经 B. 鼓索 C. 后拱柱

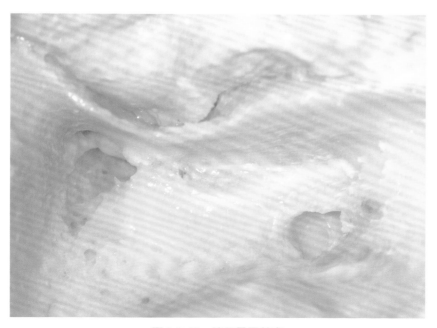

图 3.2.13 扩展暴露鼓索

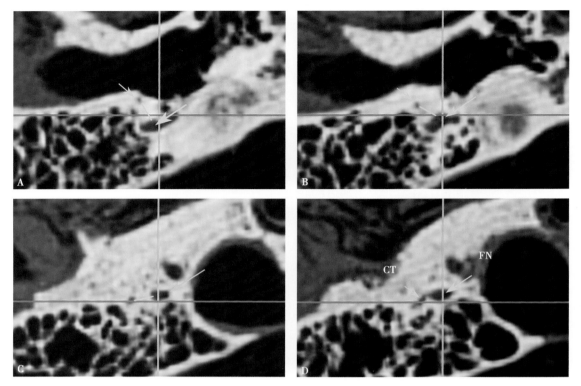

图 3.2.14　鼓索与面神经的位置关系（颞骨 CT，多平面重建，轴位，右侧）

A～D 为由上至下层面。橙色纵坐标：多平面重建后代表矢状面的坐标轴；蓝色横坐标：多平面重建后代表冠状面的坐标轴；纵、横坐标指示绝对的正前 - 正后、正内 - 正外方向。黄箭头（大）：面神经；黄箭头（小）：鼓索；黄短线：指示鼓索与面神经之间的距离和方向。CT：鼓索；FN：面神经垂直段

　　由图 3.2.14 可见，鼓索自面神经乳突段近茎乳孔端发出后，由下向上、顺时针方向绕面神经旋转（左侧相反，为逆时针方向绕面神经旋转），由面神经后外方逐渐转移到前外方。鼓索变异的情况不在此处讨论。

3.2.6　开放面隐窝（5min）

【目标】　开放面隐窝。

【步骤】

（1）切除已暴露的面神经、鼓索、后拱柱之间的骨质。

（2）自上向下扩展，开放面隐窝。

【注意】

（1）推荐自后拱柱下方、面神经与鼓索之间开放面隐窝，因为此处为面隐窝最宽阔处，且常有面神经前气房，开放面隐窝较为简便、安全。但需要注意的是此处深面的后鼓室内集中了锥隆起、砧镫关节等关键结构，因而需要非常稳固的操纵钻头，切不可向内用力按压，以免钻头失控压向内侧，损伤镫骨。

（2）向下方扩展开放面隐窝的大小取决于解剖或手术的目的。人工耳蜗植入术以暴露蜗窗及蜗窗前下方区域为限；振动声桥植入术中，如果漂浮质量传感器（floating mass transducer, FMT）放置于听骨链上，则要求更多的开放面隐窝上部，如行 FMT 蜗窗植入，则需要向下扩大暴露面隐窝至能充分暴露蜗窗。

- 后鼓室（posterior tympanum）：鼓膜紧张部后缘后方的鼓室。
- 鼓岬（promontory）：鼓室内壁中部较大的骨性隆起，为耳蜗底转凸向鼓室所形成，表面纵向沟槽中有鼓室神经丛。
- 蜗窗龛（cochlear window niche）：又名圆窗龛（round window niche），位于鼓岬后下方的骨性凹陷，其底部为一通向耳蜗鼓阶起始部的类圆形窗孔，称蜗窗（cochlear window）或圆窗（round window）。
- 锥隆起（pyramidal eminence）：位于后鼓室中央，平前庭窗高度的一个较小的骨性锥状隆起，镫骨肌腱由锥隆起尖端穿出后附于镫骨颈后部（亦有文献报道附着于锤骨柄上端）。

【器械】 金刚钻，吸引器

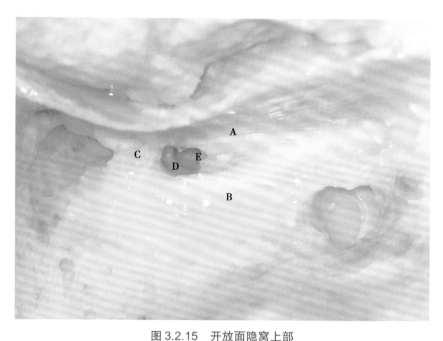

图 3.2.15　开放面隐窝上部
A. 鼓索　B. 面神经　C. 后拱柱　D. 锥隆起及镫骨肌腱　E. 部分开放的面隐窝

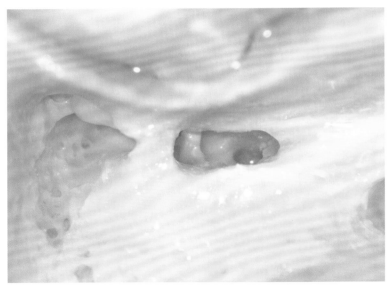

图 3.2.16　向下扩大开放面隐窝

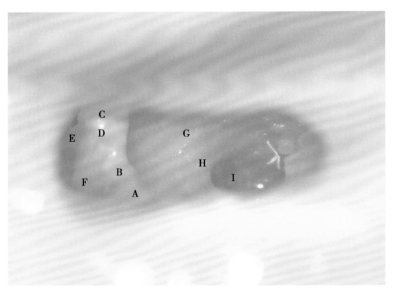

图 3.2.17　经面隐窝可观察到的后鼓室结构
A. 锥隆起　B. 镫骨肌腱　C. 砧镫关节　D. 镫骨头　E. 镫骨前足弓
F. 镫骨后足弓　G. 鼓岬　H. 蜗窗龛　I. 蜗窗膜

3.2.7　暴露二腹肌嵴及茎乳孔（5min）

【目标】　显露二腹肌嵴及茎乳孔，轮廓化面神经垂直段。

【步骤】

（1）沿已显露的部分面神经垂直段继续向下追踪，直至二腹肌嵴前端的茎乳孔。

（2）磨除二腹肌嵴与乙状窦之间的部分骨质，轮廓化二腹肌嵴。

【注意】

（1）二腹肌嵴内侧一般较为安全，需要注意的是位置多变的颈静脉球，颈静脉球有时易与大的气房相混淆，因而遇到较大的膜性结构时亦应向周围扩展，明确是气房而非颈静脉球后再予以切除。

（2）二腹肌嵴内下方即为枕骨，磨骨过深可能会见到暗红（褐）色松软组织，伴脂肪颗粒 / 液滴，此处即为枕骨骨髓。

【器械】 金刚钻，吸引器

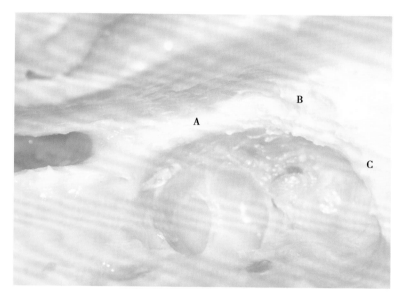

图 3.2.18　轮廓化面神经垂直段至茎乳孔

A. 面神经垂直段　B. 茎乳孔及其周围的纤维结缔组织　C. 二腹肌嵴

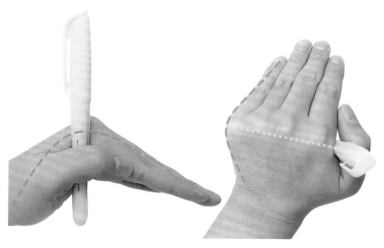

图 3.2.19　茎乳孔示意图

绿虚线：二腹肌沟向乳突腔内隆起的弧形；黄虚线：二腹肌嵴；黄色笔：面神经垂直段；虎口：茎乳孔。

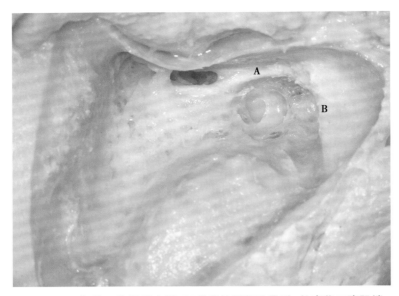

图 3.2.20　切除二腹肌嵴内侧、乙状窦外侧部分骨质，轮廓化二腹肌嵴
A. 面神经垂直段　B. 二腹肌嵴

3.2.8　轮廓化乙状窦，完成乳突轮廓化（5min）

【目标】　轮廓化乙状窦及乳突腔。

【步骤】

（1）沿已暴露的乙状窦扩展并暴露全长（上膝部至下膝部）。

（2）修整、轮廓化尚有残留气房的乳突盖。

（3）轮廓化深部窦脑膜角。

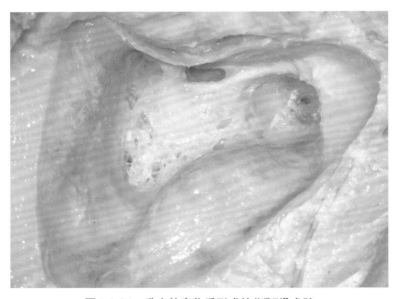

图 3.2.21　乳突轮廓化后形成的"碟形"术腔

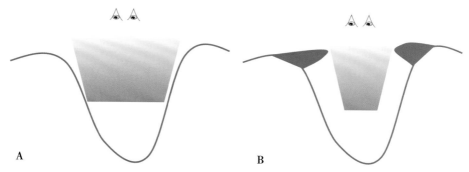

图 3.2.22 "碟形"乳突术腔的示意图
A. "碟形"术腔,外口大、内口小,经外口可以直接观看到深部所有结构　B. 非"碟形"术腔,外口边缘有悬垂骨质,入口小,经外口只能观察到部分深部结构

【注意】 准确理解"碟形"术腔的概念,其本质是形成一个外口无悬垂骨质遮挡、从外可以一眼看到深部所有结构的术腔。

【器械】 金刚钻,吸引器

3.3 第3个小时的操作

3.3.1 暴露外半规管"蓝线"(10min)

【目标】 定位并显露外半规管。

【步骤】

(1)以外半规管隆凸及砧骨短脚为标志定位外半规管。

(2)沿着外半规管隆凸自前上向后下逐层磨除骨质(外半规管与水平面约成30°角)。

(3)发现致密骨质上出现淡淡的深色条带影后即可向前、后延伸,确定外半规管"蓝线"。

【注意】

(1)"蓝线"(blue line)并非指半规管颜色为蓝,而是因半规管腔富含液体且为骨管,因而颜色较周围骨质为深。

(2)"象牙骨"指包裹半规管和前庭及耳蜗的骨质坚硬致密,该处骨质无气房、多数情况下呈现淡黄色,其突出特点是致密而坚硬。部分硬化型乳突或长期慢性中耳炎患者,迷路骨质与周围骨质无明显界限,定位迷路较为困难。

(3)无论是气化非常好的乳突内三个半规管已自然显现,或靠人为雕琢而得来的半规管都不代表半规管最正确的位置,定位半规管的金标准是半规管"蓝线"(图3.3.3)。

(4)定位三个半规管从易到难为:外半规管、后半规管、前半规管,因而解剖顺序亦由易到难,即外半规管、后半规管、前半规管。

(5)半规管暴露的要求是"薄而不透",既能明确半规管的位置,又不能开放半规管。

(6)钻头运动的方向为由重要结构向非重要结构、由远离术者向靠近术者方向。

(7)每次磨除骨质不能厚,必须逐层慢慢切除骨质,否则一次切除过多即有可能开放半规管,损伤内耳。

(8)外半规管隆凸是鼓窦内最为明显的结构,在硬化型乳突亦可以此为解剖标志和突破口。

（9）注意避免触及砧骨、面神经、硬脑膜。

● 内耳（inner ear）又称迷路（labyrinth），包括骨迷路（osseous labyrinth）和与其对应的膜迷路（membranous labyrinth）。

● 骨迷路包括前庭（vestibule）、骨半规管（osseous semicircular canal）及耳蜗（cochlea）。

● 骨半规管（osseous semicircular canals）：位于前庭后上部的三个相互垂直的 2/3 环形小骨管，依其所在位置可分为外、上、后半规管。

● 膜迷路（membranous labyrinth）：包括球囊（saccule）、椭圆囊（utricle）、膜半规管（membranous semicircular canal）及膜蜗管（membranous cochlear duct）。膜迷路内含有内淋巴（endolymph），膜迷路与骨迷路之间充满外淋巴（perilymph），内、外淋巴互相不通。

【器械】 金刚钻，吸引器

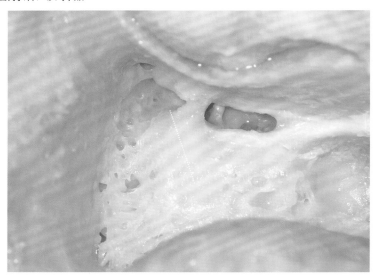

图 3.3.1　定位外半规管隆凸及外半规管方向

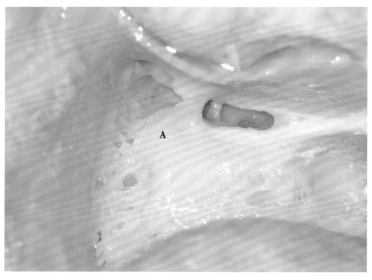

图 3.3.2　暴露外半规管"蓝线"
A. 外半规管蓝线

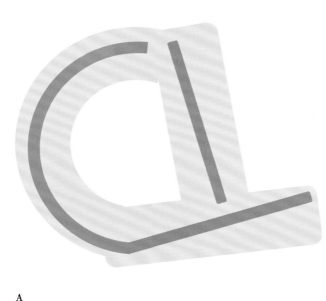

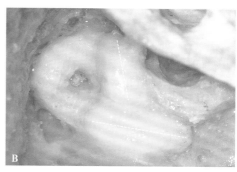

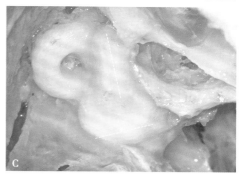

图 3.3.3 半规管"蓝线"与人为雕刻的半规管

A. 真实半规管腔与人为雕刻的半规管示意图；蓝色：半规管"蓝线"；淡黄色：人为雕刻的半规管轮廓。B、C. 同一标本显露"蓝线"前、后图像（学员作品）；白虚线：外半规管与后半规管走行方向

半规管"蓝线"与人为雕刻的半规管轮廓可能不一致（图 3.3.3A、B），在 B 图中读者常迷惑：为什么外半规管和后半规管看起来并不垂直？其原因就在于半规管外在的轮廓并不代表内在的真正迷路！半规管"蓝线"是判断半规管位置的金标准，通过逐层切除骨质，暴露半规管蓝线（图 3.3.3C）即可明确。

3.3.2 暴露后半规管"蓝线"（10min）

【目标】 暴露后半规管"蓝线"。

【步骤】

（1）以外半规管所在平面向后延伸，以半规管隆凸最高点为标志，向后约 5mm 处逐层磨除骨质。

（2）发现致密骨质上出现淡淡的深色条带影后即可向上、下延伸，确定后半规管"蓝线"。

【注意】

（1）本处难点在于后半规管的定位。颞骨 CT 上可见三个半规管相互垂直，外半规管所在平面向后的延长线近似通过后半规管隆凸的最高点，外、后半规管隆凸最高点之间的距离约为 5mm，依此可轻松定位后半规管。

（2）钻头磨骨方向为从上向下，即垂直于外半规管、平行于后半规管方向。

（3）由于后半规管位置靠后，术者往往需要从前向后观察，因而在感觉上会觉得后半规管所在位置深于外半规管。

【器械】 金刚钻，吸引器

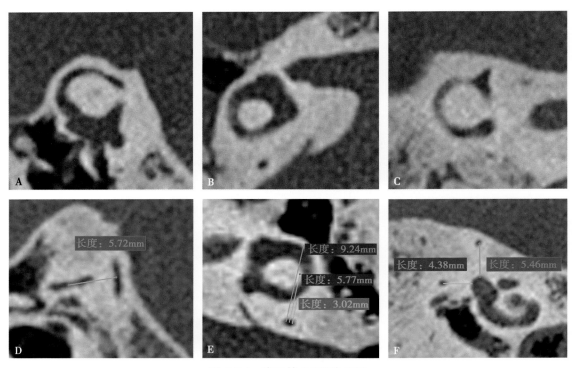

图 3.3.4　半规管 CT 影像解剖

A. 斜矢状位示前半规管（右）　B. 轴位示外半规管（右）　C. 斜冠状位示后半规管（右）　D. 斜冠状位测量外半规管隆凸顶点至后半规管的距离（右）　E. 轴位测量后半规管管腔至外半规管单孔、最高隆凸、壶腹端管腔的距离（左）　F. 冠状位测量前庭池至前半规管、外半规管隆凸最高点的距离（右）

A、B、C 为经 MPR 重建的图像，可见三个半规管所在平面相互垂直。D、E. 可见从外半规管隆凸最高点至后半规管隆凸最高点距离约 5mm。F. 可见前半规管隆凸最高点位于外半规管隆凸最外点内 4.38mm、上 5.46mm 处

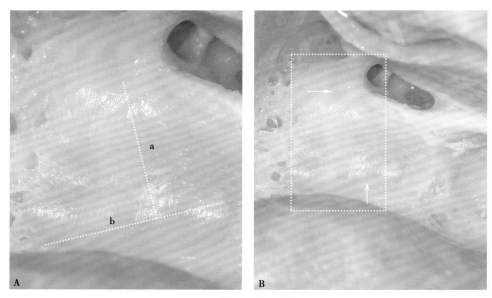

图 3.3.5　暴露后半规管"蓝线"

A. 外、后半规管之间关系，其中 a 虚线为外半规管所在平面（亦代表从外半规管隆凸最高点至后半规管的距离，约为 5mm），b 虚线为后半规管所在平面　B. 外、后半规管"蓝线"（白箭）

3.3.3 暴露前半规管"蓝线"（15min）

【目标】 暴露前半规管"蓝线"。

【步骤】

（1）以外半规管隆凸最高点为标志定位前半规管，外半规管隆凸最高点上方 5mm、内侧 5mm 处即为前半规管隆凸最高点。

（2）逐层磨除外半规管平面上方骨质。

（3）发现致密骨质上出现淡淡的深色条带影后即可向前外、后内延伸，确定前半规管"蓝线"。

【注意】

（1）前半规管与矢状位成角约 45°，因而其壶腹端（前部）位置更浅，总脚端位置较深，呈前外 - 后内的斜行位置，因而在暴露前半规管时前半部分更容易暴露。

（2）5mm 的深度仅指外半规管隆凸最高点与前半规管隆凸最高点之间的相对尺寸，而非所有位置均为 5mm 深，如果片面以此为依据，将非常容易开放前半规管前端管腔，需要特别注意。

（3）在前半规管所形成的半圆形中心常可见弓下动脉走行的骨管，此骨管呈内外走行，近似位于前半规管的圆心，可用于定位前半规管。

（4）上、外半规管壶腹端距离非常近，可用外半规管壶腹端定位前半规管壶腹端。

（5）上、后半规管非壶腹端融合成一总脚，因而通过后半规管非壶腹端亦可追踪前半规管，但总脚位置较深、周围空间狭小，因而不太实用。

【器械】 金刚钻，吸引器

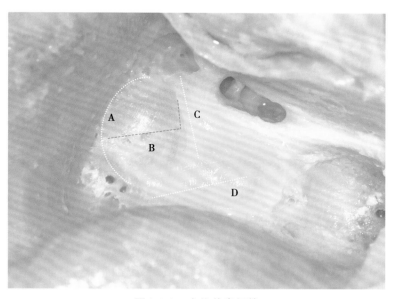

图 3.3.6 定位前半规管

A. 前半规管所在位置　B. 弓下动脉小管　C. 外半规管　D. 后半规管
绿色虚线：以外半规管隆凸最高点为标志，向内深入 5mm，向上垂直上升 5mm，此处即为前半规管隆凸最高点。以前半规管隆凸最高点为标志，其前方为壶腹端，位置较浅，后方为总脚端，位置较深

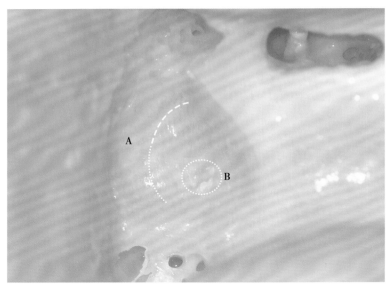

图 3.3.7 暴露前半规管"蓝线"
A. 前半规管"蓝线" B. 弓下动脉小管 / 岩乳管残迹
前半规管前部较后部位置浅，图中前半部分已经显露，后半部分仍未暴露

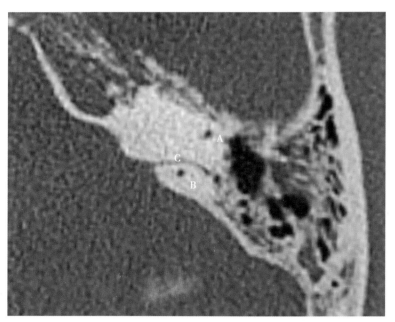

图 3.3.8 左侧水平位颞骨 CT 示弓下动脉小管（左）
A. 前半规管壶腹端 B. 前半规管总脚端 C. 弓下动脉小管 / 岩乳管

3.3.4 暴露 Trautman 三角（10min）

【目标】 暴露 Trautman 三角及颅后窝硬脑膜。

【步骤】

（1）定位 Trautman 三角。

（2）磨除 Trautman 三角内气房。

（3）磨除 Trautman 三角后方骨板，暴露颅后窝硬脑膜。

【注意】

（1）显微镜需要调整视线，从前向后观察。

（2）乙状窦前移时可能影响操作，可以制作 Bill 骨岛，以便观察深部结构，如本例标本影响观察深部的 Trautman 三角，因而需要处理乙状窦（图 3.3.9）。

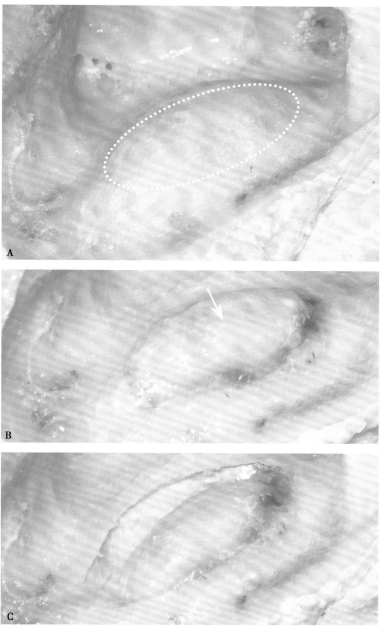

图 3.3.9　制作 Bill 骨岛，后压乙状窦以暴露深部结构

由 A 至 C 逐步完成 Bill 骨岛的制作，并向后压迫乙状窦

（3）Trautman 三角内的骨板与颅后窝硬脑膜连接紧密，颅后窝硬脑膜较薄，此时必须用金刚钻，同时可在硬脑膜和骨板之间轻轻塞入铝箔纸保护硬脑膜，以免钻头穿透骨板直接磨破硬脑膜，引起脑脊液漏（图 3.3.10）。

● Trautman 三角（Trautman triangle）：指由岩上窦（窦脑膜角处）、乙状窦、骨迷路共同围成的三角形区域。

【器械】 金刚钻，吸引器

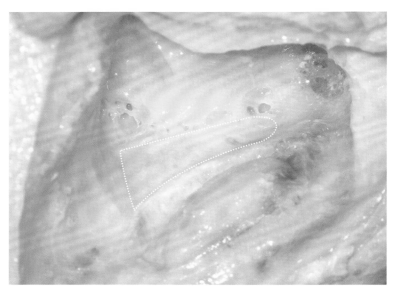

图 3.3.10　暴露 Trautman 三角及颅后窝硬脑膜
后压乙状窦 Bill 骨岛即可显露内侧被遮盖的 Trautman 三角，磨除三角内的骨板即可显露颅后窝硬脑膜

3.3.5　暴露内淋巴囊（15min）

【目标】 暴露并开放内淋巴囊。

【步骤】

（1）以外半规管及后半规管定位内淋巴囊所在区域。

（2）逐层磨除骨质，上至外半规管所在平面，下至乙状窦下膝部，前至面神经垂直段，后至颅后窝硬脑膜。

（3）在颅后窝硬脑膜表面发白 / 红、增厚处切开，开放内淋巴囊。

【注意】

（1）外半规管所在平面向后的延长线为 Dolandson 线，用于标示内淋巴囊的上界（少数内淋巴囊上界可超过此线）。

（2）内淋巴囊位于后半规管后方、外半规管所在平面下方区域。

（3）内淋巴囊为双层增厚的硬脑膜，切开前必须确认位置正确，一旦错位即有可能切开单层颅后窝硬脑膜而引发脑脊液漏。

（4）切开内淋巴囊推荐以钩针勾起前壁，以显微剪探查，在此确定为内淋巴囊后再切开前壁，切勿向内侧剪切，以免损伤内淋巴囊内壁，引起脑脊液漏。

（5）内淋巴囊的下界可抵达乙状窦下膝部，因此需要广泛暴露颅后窝硬脑膜，以方便定位内淋巴囊。

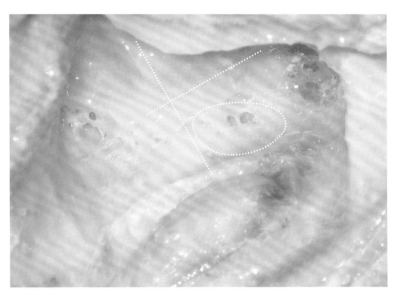

图 3.3.11　定位内淋巴囊区域

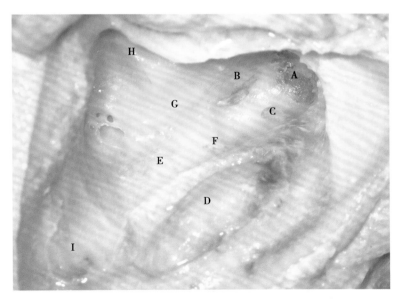

图 3.3.12　磨除颅后窝表面骨板，初步显露内淋巴囊
A. 枕骨骨髓　B. 颈静脉球　C. 乙状窦下膝部　D. Bill 骨岛　E. 颅后窝硬脑膜
F. 隐现的内淋巴囊　G. 后半规管　H. 外半规管　I. 窦脑膜角

● 内淋巴囊（endolymphatic sac）：位于颅后窝硬脑膜下间隙内、经内淋巴管与膜迷路相通的囊性结构。

● 内淋巴管（endolymphatic duct）：沟通前庭内球囊、椭圆囊与内淋巴囊的倒"J"形管道，其内为内淋巴液，靠近内淋巴囊端长而直为长肢，靠近前庭端较短为短肢。

【器械】 金刚钻，吸引器，钩针，显微剪

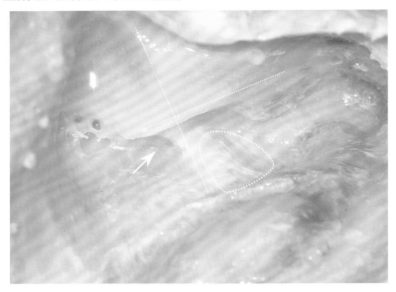

图 3.3.13　暴露内淋巴囊及部分内淋巴管
因内淋巴囊经内淋巴管与前庭相连，故在解剖上内淋巴管长肢与颅后窝硬
脑膜之间有空隙，在白箭头处可磨除部分骨质以暴露内淋巴管

【注意】 前庭小管是位于岩骨后缘的骨管，在颞骨 CT 上可明确显示；内淋巴管是位于前庭小管内、连接内淋巴囊与前庭的软组织管道，在耳部 MRI 上可显示。

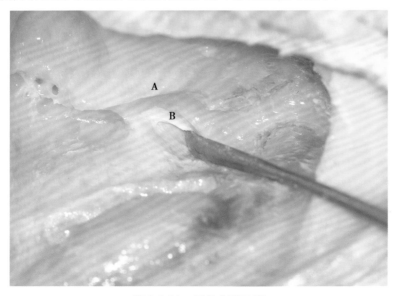

图 3.3.14　开放内淋巴囊
A. 后半规管　B. 开放的内淋巴囊

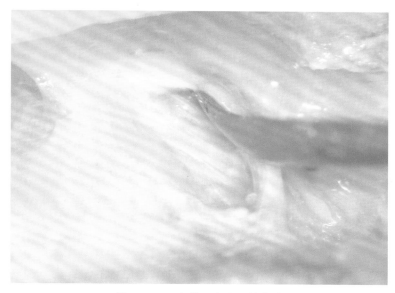

图 3.3.15　内淋巴囊腔及其内壁

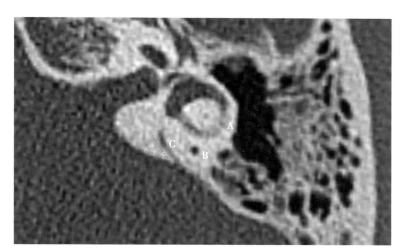

图 3.3.16　左侧水平位外半规管层面颞骨 CT 示前庭小管（左）
A. 外半规管　B. 后半规管　C. 前庭水管
前庭水管与颅后窝之间存在三角形骨质（绿虚线）即图 3.3.13 中白箭头指示的可磨除的骨质

3.4　第 4 个小时的操作

3.4.1　开放前庭及半规管（30min）

【目标】　暴露前庭池及三个半规管。

【步骤】

（1）循半规管"蓝线"追踪并开放三个半规管管腔（有兴趣者可试行半规管填塞术）。

（2）暴露三个半规管的五个末端，观察上、外半规管全程。

（3）暴露前庭池。

（4）暴露面神经水平段，观察外半规管与面神经水平段之间的距离。

（5）切除残余前庭外侧壁，暴露前庭池内的膜迷路，观察前庭内侧壁。

（6）暴露后半规管壶腹端，观察后半规管全程，观察总脚。

（7）切除后半规管，暴露内淋巴管，观察内淋巴管形态及其与球囊、椭圆囊、内淋巴囊的连接关系。

【注意】

（1）本节着重学习每个半规管的形态（半圆环）、结构（两端不同）、位置（乳突腔后、上、内，外半规管与水平线成约 30°，后半规管位置略深于外半规管，前半规管前端浅后端深），三个半规管相互之间的关系（三个半规管相互垂直，上、外半规管壶腹端非常接近，上、后半规管末端汇合为总脚，总脚与单脚入前庭池处非常接近，外半规管所在平面约通过后半规管隆凸最高点），前庭池的形态（长椭圆形），三个半规管与前庭的沟通（5 个开口），前庭与半规管及中耳的关系（长椭圆形的前庭类似背着三个半规管，镫骨足板封闭前庭窗，三个半规管内的膜迷路通向前庭池内后上方的椭圆囊，球囊通过联合管连接耳蜗内蜗管，内淋巴管短肢末端分叉分别连接球囊、椭圆囊）。

（2）前庭、半规管相关结构非常细微，以毫米为数量级，且内部膜迷路、内淋巴管等软组织非常软，磨骨深度稍大，这些结构就可能被破坏，因而需要倍加小心，同时也要非常耐心。虽然这些结构的暴露在解剖、手术中均不做要求，但是在这些操作中可以磨炼术者的耐性和对器械的操控能力，还是有价值的。

- 前庭（vestibule）：略呈椭圆形，位于耳蜗及半规管之间，容纳椭圆囊和球囊。
- 单脚（crus simplex）：外半规管非壶腹端通过单独的管道进入前庭，即单脚。
- 总脚（crus commune）：前半规管与后半规管的非壶腹端骨管交汇后以单一的骨管进入前庭，此共同通道即总脚。
- 壶腹（ampulla）：每个半规管有两段，其中膨大的一端为壶腹，内径约为半规管管腔的两倍，其内容纳膜壶腹（membranous ampulla）。

【器械】 金刚钻，钩针，吸引器

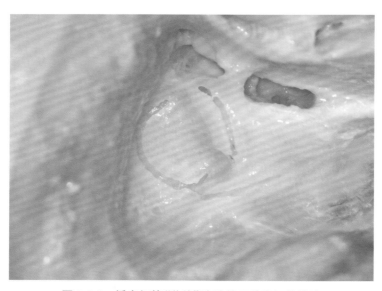

图 3.4.1　循半规管"蓝线"追踪并开放半规管管腔

开放管腔前,有兴趣的读者可以尝试先在半规管上开小洞(直径约 1mm),然后模拟半规管填塞术填入软组织,体会该手术的特点和难点,并于随后开放管腔,检验半规管腔填塞的长度。

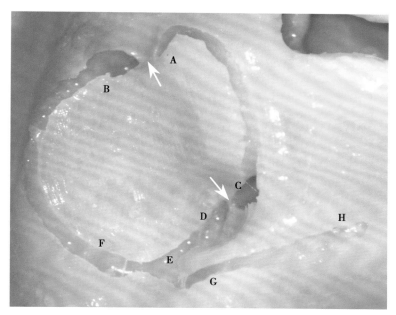

图 3.4.2 三半规管的五个末端,并可见上、外半规管全程
A. 外半规管壶腹端 B. 前半规管壶腹端 C. 单脚(外半规管) D. 总脚
E. 上、后半规管非壶腹端汇合处 F. 前半规管非壶腹端 G. 后半规管非壶腹端 H. 后半规管壶腹端所在处(未暴露)

【注意】 上、外半规管壶腹端之间及单脚与总脚之间皆有骨质分隔(图 3.4.2 中白箭头处)。

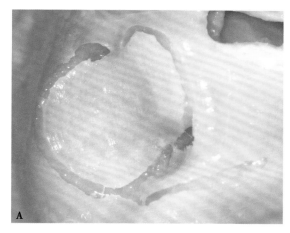
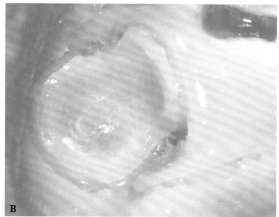

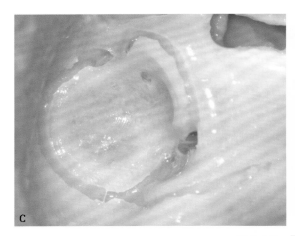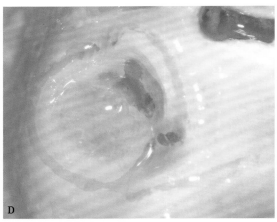

图 3.4.3　暴露前庭池

由 A 至 D 逐步磨除前半规管与外半规管之间的骨质,即可开放前庭外侧壁,暴露其内的前庭池

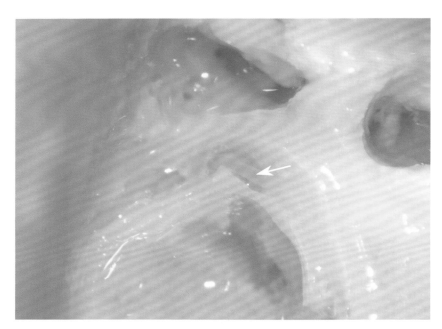

图 3.4.4　外半规管内的膜半规管

膜半规管前内膨大结构为膜壶腹,骨壶腹的管腔直径约为骨半规管直径的 2 倍,
白箭头示膜半规管

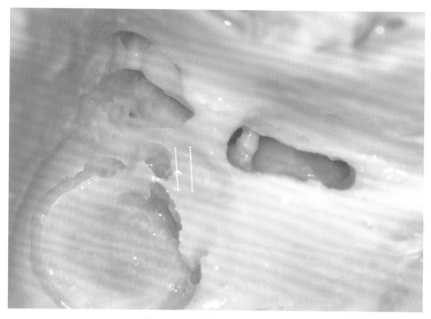

图 3.4.5　暴露面神经水平段

磨除外半规管,下方可见面神经水平段。外半规管与面神经水平段之间的距离(两白虚线所示)非常近,仅约 1mm

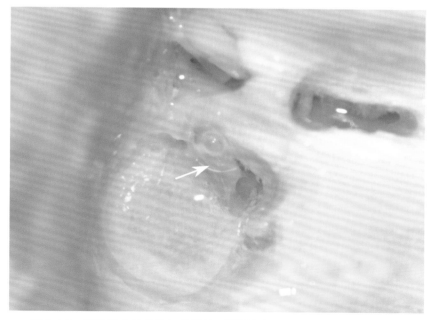

图 3.4.6　切除残余的外半规管结构,暴露前庭池内的膜迷路(白箭所示)

　　膜迷路漂浮于外淋巴中，质地脆弱，大力冲洗、吸引、钻磨均可能造成膜迷路破损。在本步操作中需要确保吸引器头远离前庭池和半规管腔，控制钻速和钻头移动范围。同时膜迷路仅在液体环境中才能饱满、充盈，一旦吸除液体，膜迷路亦将塌陷贴附于骨壁而难以识别。球囊位于前庭窗内侧，为面神经水平段遮挡而无法暴露。本步骤仅为帮助读者了解前庭内解剖结构，在解剖或手术中均无此操作要求。

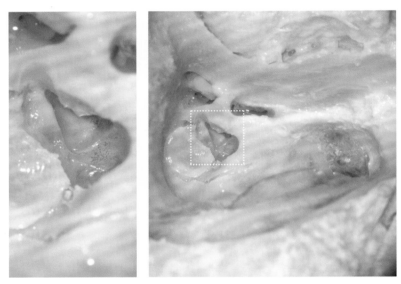

图 3.4.7　进一步切除前庭外侧壁，暴露前庭池，可见其内壁深褐色点状聚集的筛斑

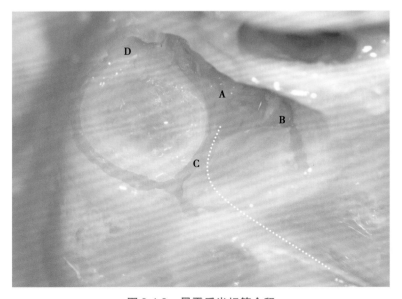

图 3.4.8　暴露后半规管全程

A. 前庭池　B. 后半规管壶腹端　C. 总脚　D. 前半规管壶腹端　白虚线为内淋巴管的大致位置，包含前庭端的短肢和内淋巴囊端的长肢

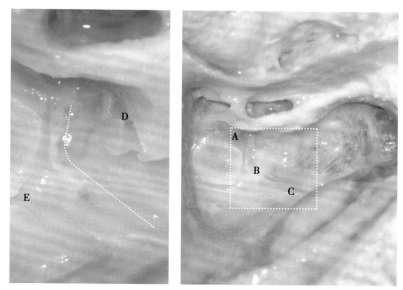

图 3.4.9 切除后半规管，暴露内淋巴管
A. 前庭池　B. 内淋巴管　C. 内淋巴囊　D. 后半规管壶腹端　E. 总脚（残迹）

内淋巴管起始于前庭内膜迷路，经总脚内侧向后下走行，末端延续内淋巴囊，沟通前庭内球囊、椭圆囊与内淋巴囊。形似倒 J 形，分为前庭侧的短肢和内淋巴囊侧的长肢。

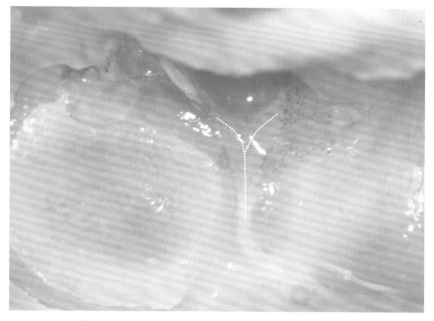

图 3.4.10 内淋巴管在前庭内分别连接球囊与椭圆囊

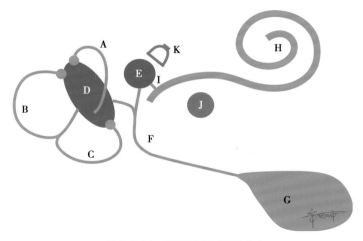

图 3.4.11　膜迷路模式图（右）

A. 外半规管　B. 前半规管　C. 后半规管　D. 椭圆囊　E. 球囊　F. 内淋巴管
G. 内淋巴囊　H. 膜蜗管　I. 联合管　J. 蜗窗　K. 镫骨

3.4.2　轮廓化内耳道（30min）

【目标】　180°轮廓化内耳道。

【步骤】

（1）定位内耳道上、下界。

（2）切除三个半规管及前庭。

（3）切除前庭内侧骨质，暴露内耳道底一端。

（4）暴露面神经膝状神经节及迷路段。

（5）沿内耳道底一端向深部追踪，切除内耳道上、下方骨质，切断蜗水管，切除内耳道与颅后窝硬脑膜之间的三角形骨质，逐步轮廓化内耳道全程（180°）。

【注意】

（1）"有理有据"，需要掌握内耳道上、下界的定位方法，内耳道的结构特点，内耳道底与前庭内壁的结构。注意体会轮廓化内耳道的感觉，掌握处理内耳道口骨质的方法和内耳道轮廓化的标准。

（2）注意保护内耳道周围相关结构：颅中窝、颅后窝硬脑膜，颈静脉球，面神经。

● 内耳道（internal auditory meatus）：内耳道为岩骨内的骨性神经血管通道，容纳面神经、蜗神经、前庭神经、中间神经和迷路动、静脉；内耳道外壁为内耳道底（fundus），即内耳内侧壁；内口为内耳门（porus）。

● 横嵴（horizontal crest）：内耳道底上分隔上区的面神经、前庭上神经与下区的蜗神经、前庭下神经的横行骨嵴。

● 垂直嵴（vertical crest）：又称 Bill's bar，为内耳道底上分隔面神经与前庭上神经的垂直骨嵴。

● 蜗水管（cochlear aqueduct）：连接耳蜗底转鼓阶与蛛网膜下腔的管道，内口位于蜗窗附近的鼓阶内，内口为界膜封闭，隔离外淋巴与脑脊液。颞骨底面颈静脉窝与颈内动脉骨管外口之间有一三角形小凹，即岩小窝，岩小窝后内侧的凹陷为蜗水管外口。

【器械】 金刚钻, 吸引器, 中耳剥离子, 钩针

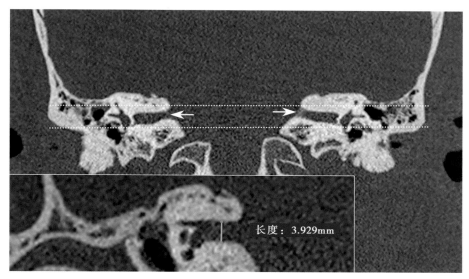

图 3.4.12　内耳道层面颞骨冠状位 CT 定位内耳道上、下界

白虚线: 内耳道上、下界限, 上界约在外半规管所在平面与前半规管隆凸最高点之间, 下界约在前庭窗下缘、锥隆起平面。白箭头: 内耳道口。橙色测量线: 提示内耳道中段上下径约为 3.9mm

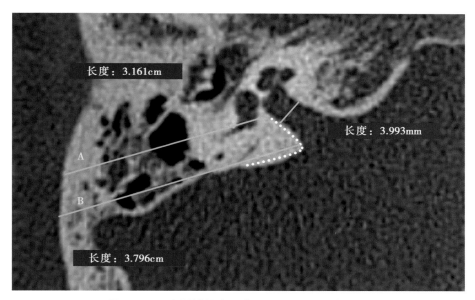

图 3.4.13　右侧轴位内耳道层面颞骨 CT 示内耳道

耳后径路, 经乳突暴露内耳道, 橙线 (A) 示内耳道底后缘至乳突骨皮质的距离 (3.161cm), 橙线 (B) 示内耳道口后缘至乳突骨皮质的距离 (3.796cm), 提示内耳道底一端更靠近术者, 而内耳道口一端更远离术者, 且有可能为乙状窦阻挡视线。短橙线提示内耳道中段宽度为 3.993mm。白色虚线: 内耳道后缘处可见一三角形骨质且无气房, 提示经耳后暴露内耳道口时需要磨除更多的骨质

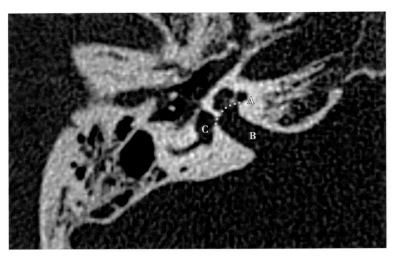

图 3.4.14　右侧内耳道底（内耳内壁）
A. 耳蜗　B. 内耳道　C. 前庭池　黄色虚线：内耳道底

【注意】　内耳道、内耳之于内耳道底好比两个相邻的房间之于二者共用的墙壁，内耳道底的另一面即为内耳内壁。

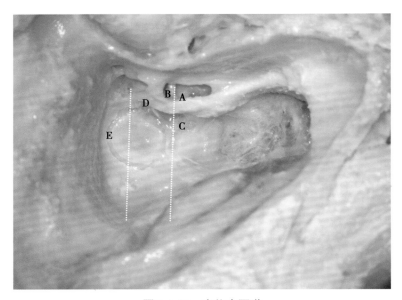

图 3.4.15　定位内耳道
A. 锥隆起　B. 前庭窗　C. 前庭内侧壁　D. 外半规管壶腹端　E. 前半规管隆凸最高点
白虚线：内耳道上界（前半规管最高点与外半规管所在平面之间，由前下略向后上延伸），
内耳道下界（前庭窗下缘 / 锥隆起平面，平行于上界）

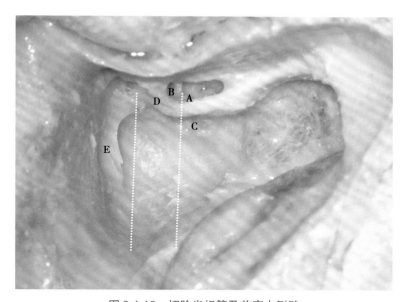

图 3.4.16　切除半规管及前庭内侧壁

A. 锥隆起　B. 前庭窗　C. 前庭内侧壁（残余）　D. 面神经水平段
E. 前半规管隆凸最高点　白虚线：内耳道上、下界

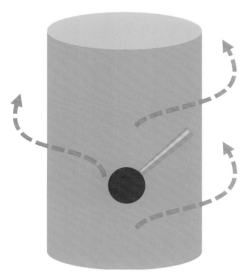

图 3.4.17　轮廓化内耳道示意图

内耳道近似一圆柱体，轮廓化内耳道即围绕这一圆柱体，将内耳道雕刻出来

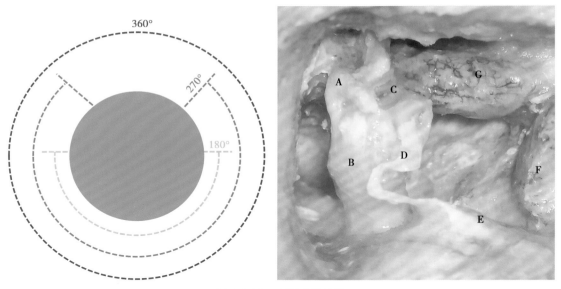

图 3.4.18　内耳道轮廓化

A. 面神经膝状神经节（水平段与垂直段已切除）　B. 360°轮廓化的内耳道　C. 耳蜗（已切除骨壁）　D. 前庭池内壁（残余）　E. 内淋巴囊　F. 颈静脉球　G. 颈内动脉

根据不同目的，可以做到180°（黄虚线）、270°（绿虚线）甚至360°（紫虚线）轮廓化内耳道。注意：轮廓化内耳道需要切除迷路，前庭内壁、内淋巴管均需切除以提供手术入路，但因此图中面神经垂直段、鼓索、鼓室已提前切除，已提供足够的空间，故可保留内淋巴管及前庭内壁

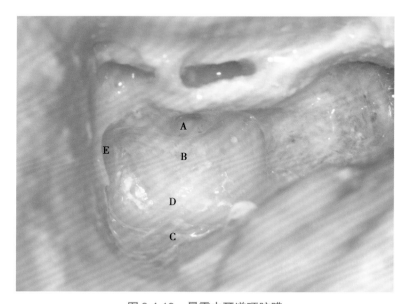

图 3.4.19　暴露内耳道硬脑膜

A. 前庭内壁　B. 内耳道硬脑膜　C. 颅后窝硬脑膜　D. 内耳道后方的三角形骨质（参见图 3.4.13）　E. 前半规管（残迹）

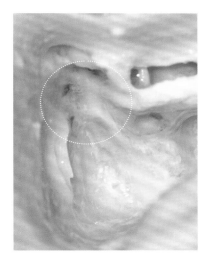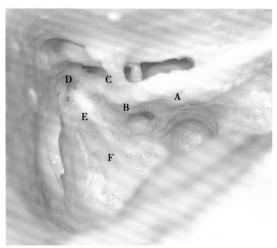

图 3.4.20　暴露面神经膝状神经节及迷路段

A.面神经垂直段　B.锥曲段　C.水平段　D.膝状神经节　E.迷路段　F.内耳道段（未暴露）。白色虚线圆框：面神经膝状神经节所在位置（未暴露）。因面神经膝状神经节及迷路段位于内耳道上方，故此处先予以暴露，并加以保护。须知：有目的的显露才能避免无意识的误伤

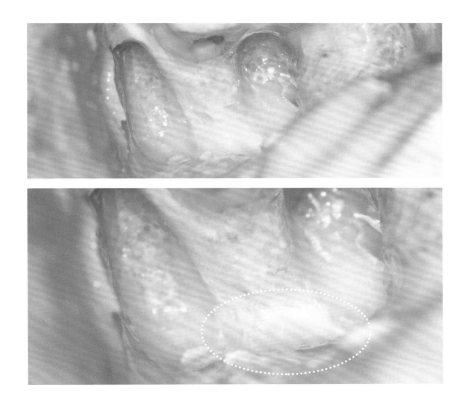

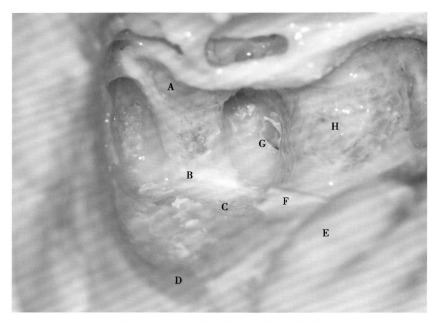

图 3.4.21　由外向内逐层轮廓化内耳道
A. 前庭内壁　B. 内耳道口后缘　C. 颅后窝硬脑膜　D. 窦脑膜角　E. Bill 骨岛（乙状窦）
F. 内淋巴囊（残迹）　G. 蜗水管外口　H. 颈静脉球

　　沿已暴露的内耳道底一端向上、下、内侧延伸磨除骨质，直至暴露内耳道全程。本步操作难点之一在于保证内耳道骨壁的完整性，常规做法是用金刚钻逐层去除骨质，标准依旧是薄而不透，待骨壁菲薄透明后，再以中耳剥离子压裂骨壁，最后逐片取下，仅留包裹内耳道的硬脑膜。难点之二在于去除图中白色虚线框内骨质，此处为内耳道后缘口与颅后窝之间的三角形骨质（见图 3.4.13），骨质坚硬致密且位置深在，随着解剖深度的推进，内耳道口后缘与颅后窝硬脑膜之间的夹角不断缩小，操作空间一再被压缩，难度不断加大，术中除了磨除内耳道口后缘的骨质外，还要磨除内耳道口上、下缘的骨质，才能完整暴露内耳道口。在此操作中要根据解剖空间的尺寸不断缩小钻头的直径，避免蛮力撕拽骨片。钻头接触内耳道硬脑膜和暴力去除骨片是造成内耳道硬脑膜破裂的主要原因。蜗水管连接耳蜗底转鼓阶与蛛网膜下腔，内口位于蜗窗附近，外口位于颈静脉窝内和颈内动脉管内侧的三角凹内，蜗水管内口为界膜封闭，隔离外淋巴与脑脊液。在本步操作中，切除内耳道下方骨质必然会切断蜗水管，经迷路听神经瘤切除术中，切断蜗水管可以提前释放脑脊液，降低颅内压力。

　　关于内耳道底和内耳内壁，这一结构类似于两个房间之间共用的一面墙。对于内耳一侧为内耳内壁，涉及的结构包括耳蜗、前庭和面神经；对于内耳道一侧即为内耳道底，涉及的结构包括面神经、蜗神经、前庭神经、后壶腹神经、横嵴、垂直嵴。

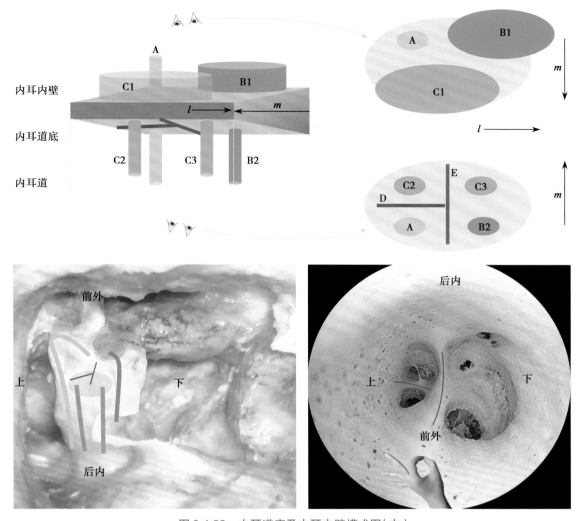

图 3.4.22　内耳道底及内耳内壁模式图（右）

A. 面神经　B1. 耳蜗　B2. 蜗神经　C1. 前庭　C2. 前庭上神经　C3. 前庭下神经　D. 垂直嵴（Bill's bar）E. 横嵴　l, m 指示方位的辅助线

　　对于内耳道内神经的识别（特指经迷路或乙状窦后径路），首先需要明确的是从内耳道底至脑干，面神经、蜗神经、前庭神经之间的相对位置关系不是恒定的，而是旋转变化的，内耳道底、内耳道口、脑干不同的位置其相对关系各不相同。为便于理解，此处仅以较容易理解和定位的内耳道底层面为标准。无论左、右侧，靠近术者（浅层、乳突侧）的为前庭神经，远离术者（深层、鼓室侧）的为面神经和蜗神经；横嵴之上为前庭上神经和面神经，横嵴之下为前庭下神经和蜗神经；垂直嵴分隔面神经与前庭上神经。

　　对内耳道底骨性结构的识别也是一个难点。观察内耳道底只能经内耳道口由内向外看，内耳道底的结构、方位及侧别的判定方法（图 3.4.22）：

　　（1）横嵴：横嵴横贯内耳道底部，因而无论图片如何旋转，只要看到一条横贯内耳道底的骨嵴就可以确定该结构（红线）。

　　（2）垂直嵴：横嵴将内耳道底分为上下两部分，垂直嵴与横嵴相交且垂直（紫线），垂直嵴仅存在于内耳道底上部。因此，先确定横嵴后，再看内耳道底上被分开的两部分中，哪一块还存在一个与横嵴垂直的骨嵴（紫线），那么这个部分就是内耳道底上部，相对应的另一部分的就是内耳道底下部。

（3）**蜗神经区**：由于耳蜗的螺旋状构造，造成蜗神经区在外形上也是一个相对应的螺旋状，且表面具有特征性的筛孔，以便通行蜗神经纤维束（绿色块）。

（4）**面神经骨管**：是唯一一个以整体形式贯穿内耳道底的结构，因而在内耳道底上表现为一个直径较大的圆孔（黄色块）。

（5）**面神经和蜗神经**：位于内耳道底前部，因此依靠面神经和蜗神经即可定位前、后方向。将前、后方位类比至中耳，则内耳道底上的面神经骨管和蜗神经区靠近前方的鼓室一侧，而内耳道底上的前庭上、下神经区靠近后方的乳突一侧。

（6）**后壶腹神经骨管**：该骨管通行前庭下神经的分支——后壶腹神经，支配后半规管壶腹，该骨管与面神经骨管位置相对应，面神经位于内耳道底前上方，后壶腹神经骨管位于内耳道底后下方，面神经骨管直径数倍于后壶腹神经骨管。

（7）**前庭神经**：分为前庭上神经和前庭下神经，二者末端附着于内耳道底，并经内耳道底的小骨孔连接前庭感觉器官。横嵴将前庭神经区分为前庭上神经区和前庭下神经区，二区在内耳道底上平坦没有特征，这也就是其最大的特征。前庭下神经区后外方有后壶腹神经骨管，非常恒定。前庭上、下神经区位于内耳道底后部，紧邻乳突。

（8）至此，内耳道底上、下、前、后方位及包含的结构均已明确，依此可判断内耳道底所属的侧别：由内向外看（从内耳道口向内耳道底看），将内耳道底摆放至正上、下位（即前庭上神经和面神经在上方，前庭下神经和蜗神经在下方），蜗神经区及面神经管区位于观察者右手侧者为左耳，反之位于观察者左手者为右耳。

如果想要全面掌握内耳道及其相关结构，就需要从不同角度观察，经耳道、经迷路、经乙状窦后、经颅中窝观察，每个角度都有其独特之处。横看成岭侧成峰，远近高低各不同，只有各个方向观察都能了如指掌，那么才能算是真正掌握了这一解剖结构。

3.5　第5个小时的操作

3.5.1　外耳道成形（10min）

【目标】　修整外耳道，确保经外耳道可观察鼓膜各个边缘。

【步骤】

（1）**经外耳道观察鼓膜表面标志**：松弛部、紧张部、鼓膜脐、光锥、锤纹、锤骨短突、锤前皱襞、锤后皱襞。

（2）环形切除鼓膜外侧外耳道皮肤，暴露外耳道骨壁。

（3）以金刚钻切除外耳道悬垂骨质。

【注意】

（1）常规颞骨解剖一般将中耳解剖放置在前面，但此顺序有可能需要对外耳道骨壁、鼓室盾板、听骨链、鼓索等结构操作，有可能影响耳后径路的解剖训练，故本书中将中耳解剖后置，以最大程度利用资源。

（2）如能直接观察到鼓膜各边缘则无需外耳道成形。

（3）因福尔马林固定后的标本皮肤较硬，难以塑形，因而予以切除；如为新鲜标本或皮肤柔软，亦可制作外耳道皮瓣而保留外耳道皮肤。

（4）外耳道前上壁常可见一骨棘，为外耳道前上棘，此处外耳道皮肤分离难度较其他部位大，外耳道成形术中一般需要磨除此棘。

（5）仅磨除外耳道的悬垂骨质，不遮挡视线即可。

（6）外耳道除下壁外，其余各壁均有毗邻的结构，故需注意磨骨深度，以免磨穿外耳道骨壁。

【器械】 剥离子，圆刀，金刚钻，吸引器

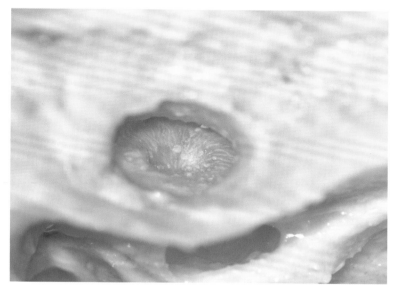

图 3.5.1　经外耳道口观察鼓膜，可见部分鼓膜边界被遮挡

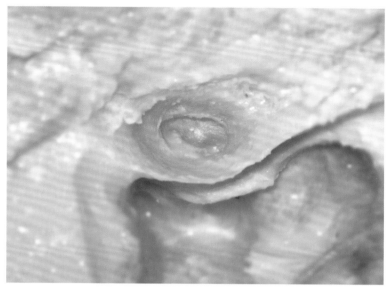

图 3.5.2　外耳道成形

切除外耳道皮肤，以金刚钻磨除悬垂骨质，确保经外耳道口可见鼓膜各个边缘

3.5.2　切除鼓膜，暴露鼓室（5min）

【目标】　切除鼓膜，暴露鼓室。

【步骤】

（1）以中耳剥离子自鼓膜后缘中点紧贴外耳道骨壁，连同鼓环与鼓膜一起从鼓沟内分离出来。

（2）沿此处向上、下扩展，将鼓膜后缘游离，暴露中鼓室，保护鼓索。

（3）"脱袜"： 自锤骨柄分离鼓膜。

（4）游离鼓膜前缘及下缘，切除鼓膜，暴露中鼓室。

【注意】

（1）保护鼓索，避免损伤味觉。

（2）保护面神经，避免发生面神经麻痹。

（3）避免强力触动听骨链，以免损伤内耳或造成听骨链脱位。

（4）保护锤骨前韧带。

● 外耳道前上棘（endomeatal spine）：鼓部鼓鳞裂之后、鼓部外侧单一的小骨棘，在分离外耳道皮瓣时需要处理此骨棘。

● 鼓膜（tympanic membrane）：鼓室外侧壁的膜部，分为紧张部与松弛部。

● 鼓环（tympanic ring）：嵌附于鼓沟内，围绕与固定鼓膜的纤维软骨环。

● 鼓沟（tympanic sulcus）：骨性外耳道内端的一窄沟，其内嵌有鼓膜的纤维软骨环。

● 鼓切迹（tympanic notch）：亦称 Rivinus 切迹，指鼓沟上方一长约 5mm 的缺口，鼓膜松弛部附于此切迹处的颞骨鳞部。

● 鼓室盾板（tympanic scutum）：即上鼓室外侧壁和骨性外耳道内侧的后上壁，形似盾牌，故名鼓室盾板。

【器械】　中耳剥离子，钩针，吸引器

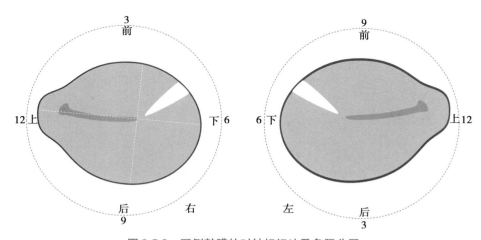

图 3.5.3　双侧鼓膜的时钟标记法及象限分区

无论左右侧，面向鼓膜，顺时针旋转，靠近头侧为 12 点，靠近脚侧为 6 点。以鼓膜脐部为原点，通过锤骨柄的两个相互垂直的坐标轴将鼓膜分为前上、前下、后上、后下四个象限。鼓膜高 9～10mm，宽 8～9mm，可以以此分区和数据描述鼓膜穿孔或其他鼓膜病变的位置和大小。

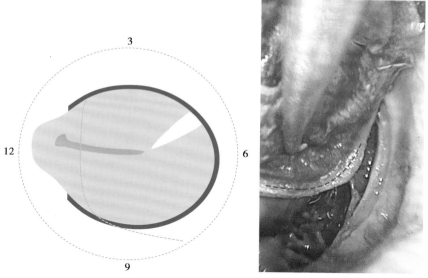

图 3.5.4 鼓膜、鼓环与鼓索（右）
蓝实线及虚线：纤维软骨环；黄虚线：鼓索

　　纤维软骨环为一软骨结构，位于鼓膜紧张部边缘，并嵌附于外耳道内端的鼓沟内，纤维软骨环并非一完整的闭合圆环，鼓膜松弛部没有纤维软骨环。鼓索走行于乳突内的后鼓索小管，经鼓索隆起进入鼓室，经砧骨长脚与锤骨柄之间横跨鼓室，经鼓室前壁岩鼓裂进入颞下窝，并加入下颌神经的分支舌神经。

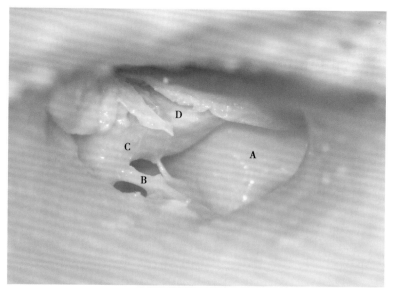

图 3.5.5 分离鼓膜后缘
A. 鼓岬　B. 鼓索　C. 锤骨　D. 向前翻起的鼓膜

　　本步骤的难点在于保持鼓索的完整性。因鼓索自下向上走行，故建议从鼓膜后缘掀起鼓膜后，由下向上探查鼓索，此时即便触及鼓索，也只是将鼓索压向后上方，但如果从上向下分离，则有可能压断鼓索。

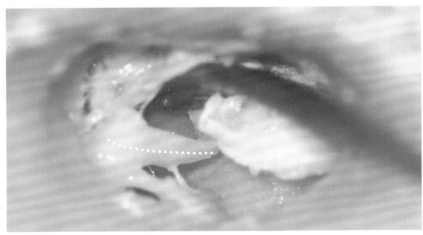

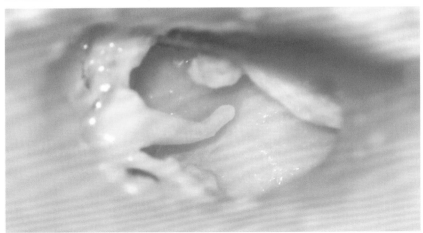

图 3.5.6　"脱袜"（分离鼓膜与锤骨柄）

　　鼓膜与锤骨柄连接紧密，分离比较困难。比较实用的技巧是先用钩针沿着锤骨柄侧面（图 3.5.6 中白色虚线）划开包裹锤骨柄的黏膜层，然后以中耳剥离子从锤骨短突自上向下、从锤骨柄后端黏膜切口向前分离鼓膜。需要注意的是：锤骨柄末端不能有任何鼓膜成分残留，同时应避免用力牵动锤骨柄，以免砧镫关节脱位。

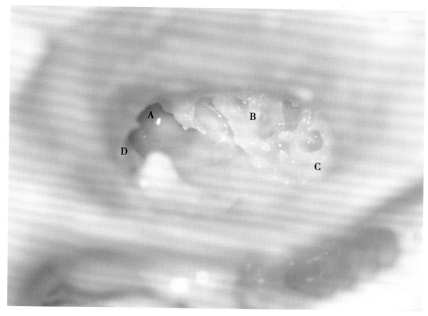

图 3.5.7　切除鼓膜，暴露鼓室
A. 咽鼓管　B. 前鼓室　C. 下鼓室　D. 锤骨前韧带

　　分离鼓膜前部及下部较为简单，将鼓膜自骨壁分离即可。需要注意的是锤骨前方有锤骨前韧带、其内侧为鼓索，咽鼓管后下方通过薄层骨板与颈内动脉相隔，下鼓室有时可见颈静脉球穹窿，要注意避免损伤这些结构。

3.5.3　切除鼓室盾板，暴露镫骨（10min）

【目标】　切除鼓室盾板，暴露镫骨。

【步骤】

（1）定位鼓室盾板。

（2）以小金刚钻逐层磨除鼓室盾板，直至暴露镫骨及镫骨足板。

【注意】

（1）**鼓室盾板**：亦称上鼓室外侧壁，其内侧为砧骨体与锤骨头。

（2）鼓室盾板的切除范围以能完全暴露镫骨足板为限，多用于人工镫骨手术。

（3）**解剖的难点在于鼓索的处理，推荐的方法**：以钩针探查、游离鼓索出后鼓索小管处，确定鼓索的出口；以金刚钻低速磨除鼓室盾板，直至盾板骨质变薄，以刮匙刮除菲薄的骨质，暴露镫骨；如仍无法暴露，可沿鼓索向后切除部分后鼓索小管，向下游离鼓索，以便切除更多的鼓室盾板；注意鼓室盾板的切除不是无限制的，其后方为乳突和面神经垂直段，避免沟通、损伤。

（4）注意避免触碰听骨链。

（5）亦可使用锤、凿切除鼓室盾板。

【器械】　金刚钻，吸引器，钩针，刮匙

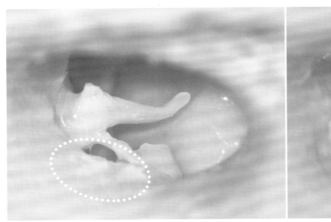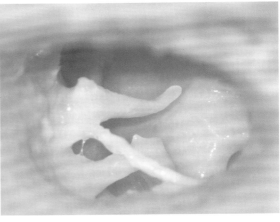

图 3.5.8　切除鼓室盾板，暴露镫骨

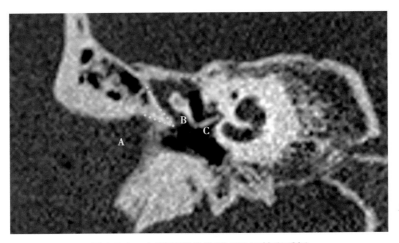

图 3.5.9　右侧冠状位颞骨 CT 示鼓室盾板

A．外耳道　B．砧骨体及砧骨长脚　C．镫骨。黄色虚线：鼓室盾板，可见分隔外耳道与上鼓室，其内侧即为听骨链，切除鼓室盾板后可由外耳道直接观察镫骨及前庭窗

3.5.4　切除外耳道后壁及部分下壁（3min）

【目标】　切除外耳道后壁及部分下壁，暴露后鼓室及部分听骨链。

【步骤】

（1）确定切除范围。

（2）以切削钻切除外耳道后壁外端。

（3）以金刚钻切除外耳道内端。

【注意】

（1）保护鼓索和听骨链。

（2）外耳道下壁为无气房的骨壁，切除外耳道后壁时需要切除部分下壁骨质，磨骨量较大，同后壁一样外端可用切削钻，内端需用金刚钻。

【器械】　切削钻，金刚钻，吸引器

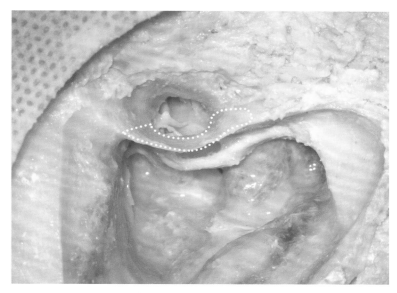

图 3.5.10　确定外耳道骨壁切除范围（白色虚线）

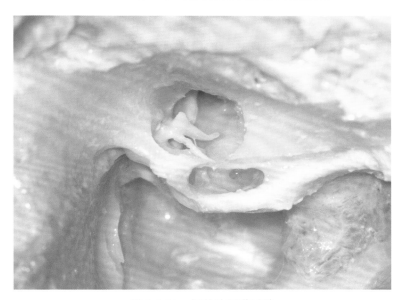

图 3.5.11　切除外耳道后壁

外耳道外侧无重要结构，可以切削钻快速切除。外耳道内端周围有面神经、鼓索、听骨链等重要结构，需改用金刚钻。

3.5.5　"断桥"（3min）

【目标】　切除部分上鼓室外侧壁，暴露听骨链。

【步骤】

（1）于上鼓室及砧骨窝外侧磨制"骨桥"。

（2）以刮匙/中耳剥离子切断菲薄的"桥面"。

（3）以金刚钻切除前、后拱柱。

【注意】

（1）保护听骨链，避免触碰。

（2）推荐使用刮匙刮除"桥面"，不推荐使用电钻直接磨除。

【器械】 金刚钻，刮匙，吸引器

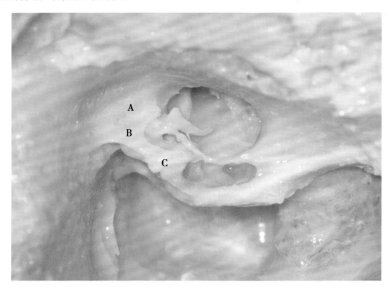

图 3.5.12　磨制"骨桥"

A．上鼓室外侧壁　B．前拱柱　C．后拱柱

　　"骨桥"是人为磨制出来的结构，其本质是位于砧骨窝与上鼓室外侧壁之间的骨质，在切除外耳道的过程中，由外向内逐渐削低外耳道骨壁至最内端，该骨壁即被磨制成类似一"桥"状的结构，横跨于砧骨体外侧。断除此"骨桥"即可暴露深面的听骨链。因听骨链不能强力触碰，故而需要将"骨桥"磨制的越薄越好。

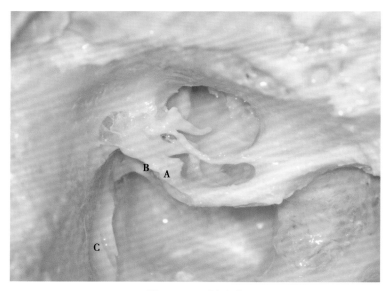

图 3.5.13　"断桥"

A．砧骨窝　B．砧骨短脚　C．前半规管残迹

以刮匙将已磨制的菲薄的"骨桥"刮除。相比于电钻直接磨除，刮匙易于控制，即便失手触碰内侧听骨链，其带来的损伤也远小于电钻失控触及听骨链。然后磨除前、后拱柱，暴露听骨链、上鼓室及砧骨窝。

3.5.6 切除上鼓室外侧壁，暴露上鼓室（5min）

【目标】 暴露上鼓室。

【步骤】

（1）以金刚钻逐层切除上鼓室外侧壁。

（2）切除听骨链外侧皱襞及黏膜。

（3）以钩针轻压锤骨柄，观察听骨链的活动情况。

【注意】

（1）上鼓室内多个韧带连接听骨链与周围骨壁，从而将听骨链"悬挂"在上鼓室内，需要逐层去除骨质，方可保留鼓室内的韧带。听骨周围的韧带包括：锤骨上、前、外侧韧带，砧骨上、后韧带，镫骨足板环韧带。听骨周围的黏膜皱襞包括：锤骨前、后、上、外侧皱襞，砧骨上、外、内侧皱襞，鼓膜张肌皱襞。

（2）观察 Prussak 间隙、上鼓室前隐窝，掌握其结构。

（3）避免不必要的骚扰听骨链。

● 咽鼓管（Eustachian tube）：沟通鼓室与鼻咽部的管道，外侧 1/3 为骨部，内侧 2/3 为软骨部，其向内开口于鼻咽部侧壁，向外开口于鼓室前壁。

● 鼓膜上隐窝（superior tympanic membranous recess）：又名蒲氏间隙（Prussak's space），上界为锤骨外侧皱襞，下界为锤骨短突，外侧界为鼓膜松弛部，此间隙为后天性、原发性胆脂瘤的好发部位之一。

● 面神经管凸（prominence facial nerve canal）：为前庭窗后上方的一长条状隆凸，内含面神经水平段。

【器械】 金刚钻，吸引器，钩针

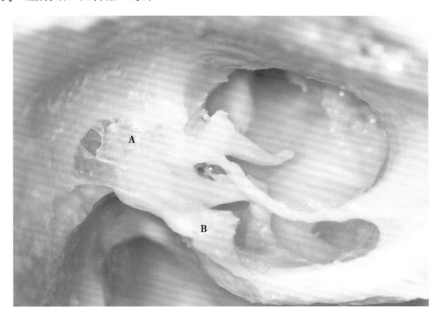

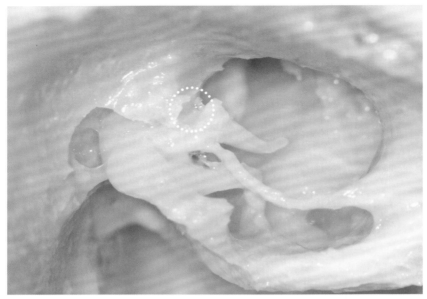

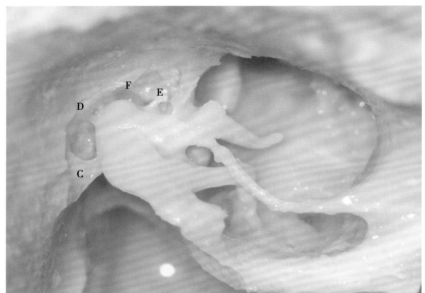

图 3.5.14　切除上鼓室外侧壁, 暴露上鼓室

A. 砧骨外侧皱襞　B. 砧骨后韧带　C. 砧骨上韧带及皱襞　D. 锤骨上韧带及皱襞
E. 锤前皱襞　F. 上鼓室前隐窝。白色虚线:锤骨颈、锤骨外侧皱襞、锤骨短突、鼓
膜松弛部共同围成的 Prussak 间隙

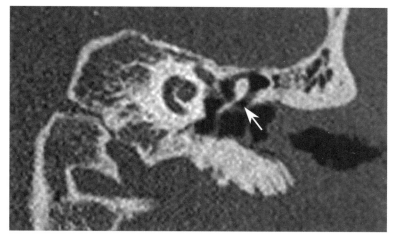

图 3.5.15 左侧冠状位颞骨 CT 示 Prussak 间隙（白箭头）

3.5.7 切除砧骨（2min）

【目标】 切除砧骨。

【步骤】

（1）以钩针离断砧镫关节。

（2）以钩针离断锤砧关节。

（3）去除砧骨。

【注意】

（1）必须先离断砧镫关节，切断中耳向内耳传递能量的途径。

（2）以钩针尖端插入关节结合处，可轻松分离。

【器械】 钩针

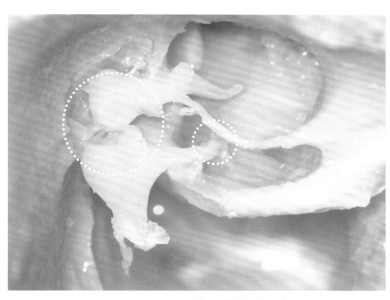

图 3.5.16 离断砧镫关节、锤砧关节

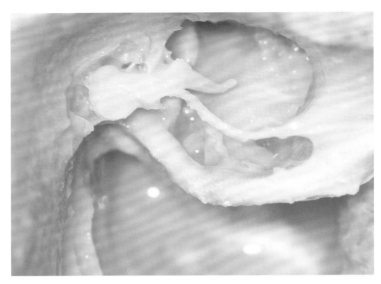

图 3.5.17　切除砧骨

3.5.8　切除锤骨（4min）

【目标】　切除锤骨。

【步骤】

（1）切除锤骨前骨质，暴露锤骨前韧带，保护鼓索。

（2）切断锤前韧带及鼓膜张肌腱，移除锤骨。

● 匙突（cochleariform process）：位于前庭窗前上方的匙状突起，由鼓膜张肌半管的骨壁向后、向外延伸形成的骨性隆起，鼓膜张肌腱由此呈直角转向外止于锤骨颈内侧。

【器械】　金刚钻，吸引器，钩针，显微剪

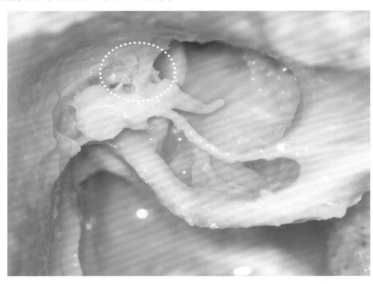

图 3.5.18　锤骨

将锤骨悬挂在鼓室内依靠于强有力的匙突和锤骨上、前韧带。切除锤骨前韧带外侧骨质，暴露锤骨前韧带（白虚线）

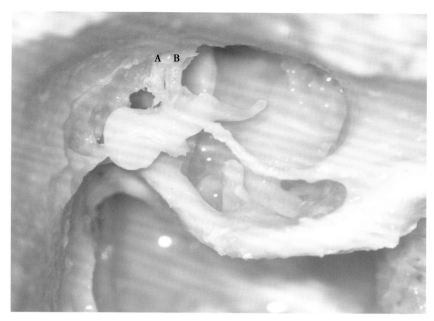

图 3.5.19 锤骨前韧带及鼓索
A. 鼓索（由锤骨内侧移位至锤骨外侧） B. 锤前韧带

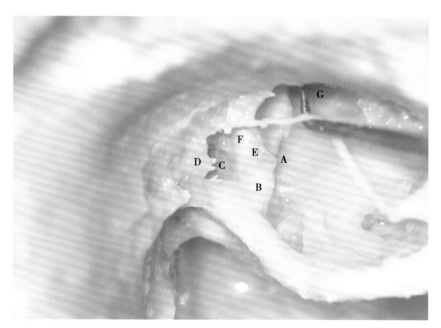

图 3.5.20 切除锤骨
A. 鼓膜张肌腱断端（附着于锤骨颈） B. 匙突 C. 上鼓室窦（可用于定位面神经膝状神经节）
D. 齿突 E. 鼓膜张肌皱襞 F. 鼓膜张肌半管 G. 咽鼓管

剪断锤前韧带和鼓膜张肌腱即可移除锤骨。

3.5.9　上鼓室窦与膝状神经节（5min）

【目标】　暴露上鼓室窦与膝状神经节。

【步骤】

（1）切除齿突。

（2）切除膝状神经节外侧骨壁。

【注意】

（1）保护面神经（尤其是鼓索）。

（2）保护颅中窝硬脑膜。

● 上鼓室（epitympanum）：鼓膜紧张部上缘的鼓室。

● 上鼓室前隐窝（anterior recess of epitympanum）：上鼓室向前延伸至鼓膜张肌半管上方的狭窄部。

● 上鼓室窦（epitympanic sinus）：上鼓室前隐窝内侧壁存在一较为恒定的小窝，其内侧壁紧邻面神经膝状神经节。

● 咽鼓管上隐窝（supratubal recess）：咽鼓管鼓室口向上方越过鼓膜张肌半管隆起、朝向鼓室盖的空间，与上鼓室前隐窝以鼓膜张肌皱襞为界分开。

● 鼓膜张肌皱襞（tympanic tensor muscular fold）：连接鼓膜张肌腱与鼓室前壁之间的皱襞，斜向前上方或呈水平位。

● 齿突（cog）：鼓室盖延伸至上鼓室的三角形骨嵴，将上鼓室分为前、后两部分。从鼓室盖向下延伸的一个三角形骨片，其将上鼓室分为上鼓室前间隙和上鼓室后间隙。

【器械】　金刚钻，吸引器

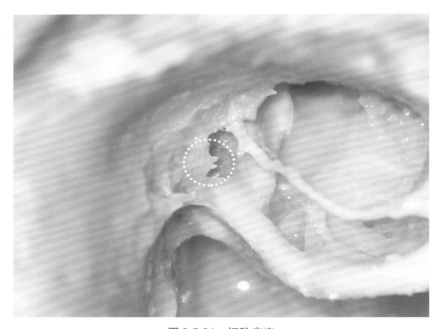

图 3.5.21　切除齿突

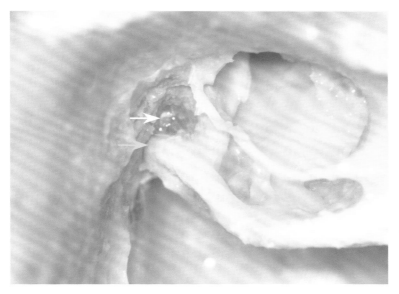

图 3.5.22　上鼓室窦与膝状神经节

切除膝状神经节外侧骨质，可见上鼓室窦（白箭头）位于膝状神经节（黄箭头）外侧

3.5.10　切除鼓索（3min）

【目标】　切除鼓索。

【步骤】　剪断鼓索前、后端。

【器械】　显微剪

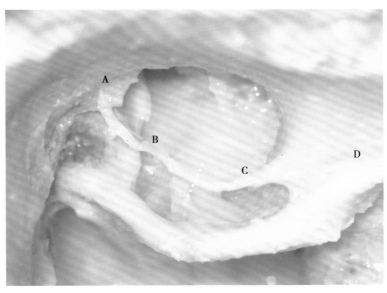

图 3.5.23　鼓索全程

A. 鼓索出鼓室处（岩鼓裂）　B. 鼓索鼓室段　C. 鼓索后鼓索小管段

D. 鼓索自面神经分离处　白虚线：原鼓索入鼓室处

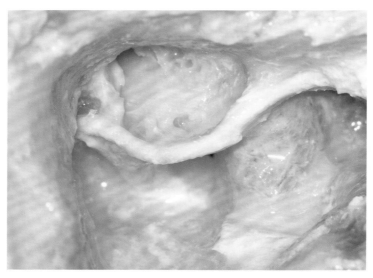

图 3.5.24　切除鼓索后的鼓室

3.5.11　切除鼓膜张肌（10min）

【目标】　切除鼓膜张肌，暴露膝状神经节、岩浅小神经。

【步骤】

（1）切除匙突，暴露鼓膜张肌，自鼓膜张肌半管分离出鼓膜张肌并予以切除。

（2）切除鼓膜张肌半管内侧骨壁，直至显露出 Jacobson 神经。

（3）切除膝状神经节前方、原匙突所在位置上方的骨质，暴露岩浅小神经。

【注意】

（1）鼓膜张肌质地坚韧，可用锐器或切削钻切除至外耳道前壁水平即可。

（2）Jacobson 神经自下而上穿过匙突深面，磨除此处骨壁时需小心，任何上下走行的条索样软组织都不可轻率切除。

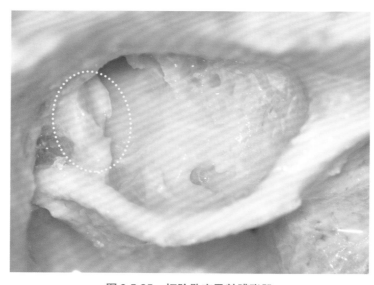

图 3.5.25　切除匙突及鼓膜张肌

【器械】 金刚钻，切削钻，吸引器，剥离子

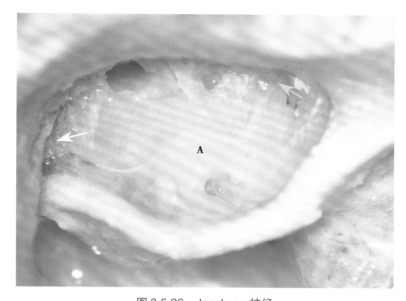

图 3.5.26 Jacobson 神经

A. Jacobson 神经 黄箭头：Jacobson 神经入鼓室处 白箭头：Jacobson 神经汇入岩浅小神经处

● Jacobson 神经即舌咽神经鼓室支/鼓室神经，经鼓室小管（位于颈动脉管外口和颈静脉窝之间的薄骨嵴上）协同咽升动脉鼓室支一起进入鼓室，Jacobson 神经最终汇入岩浅小神经。面神经垂直段距离蜗窗膜约 7.4mm，距离 Jacobson 神经约 10.2mm，在有些情况下，Jacobson 神经可以作为定位蜗窗的参照物。

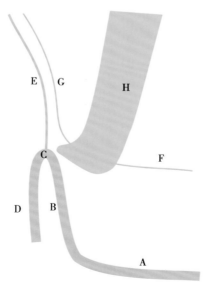

图 3.5.27 膝状神经节、Jacobson 神经、岩浅大神经、鼓膜张肌间位置关系示意图（右侧耳后入路）

A. 面神经垂直段 B. 面神经水平段 C. 膝状神经节 D. 面神经迷路段 E. 岩浅大神经
F. Jacobson 神经 G. 岩浅小神经 H. 鼓膜张肌

3.6　第6个小时的操作

3.6.1　开放耳蜗底转（15min）

【目标】　切除耳蜗底转骨壁，暴露耳蜗底转。

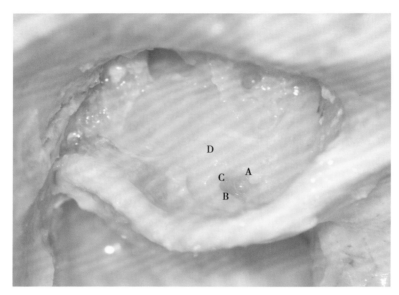

图 3.6.1　鼓室内壁与耳蜗相关的结构
A. 前柱　B. 后柱　C. 蜗窗龛　D. 鼓岬

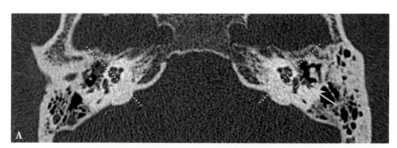

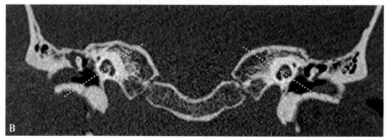

图 3.6.2　颞骨CT示蜗轴
A. 轴位　B. 冠状位
可见蜗轴朝向前、外、下方（黄虚线），经耳后入路解剖耳蜗（黄箭头），距离
术者最近的是耳蜗底转（绿虚线）

【步骤】

（1）切除蜗窗龛，暴露蜗窗膜。

（2）切除蜗窗膜前上方鼓岬，暴露耳蜗底转。

（3）循已暴露的耳蜗逐层切除骨壁。

【器械】 金刚钻，吸引器

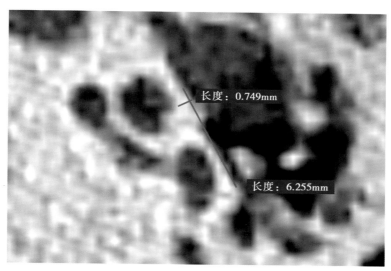

图 3.6.3　左侧轴位颞骨 CT 示耳蜗

从鼓岬至蜗顶为 6.255mm，蜗顶骨壁厚度为 0.749mm，此数据可用于指导磨除耳蜗外侧壁

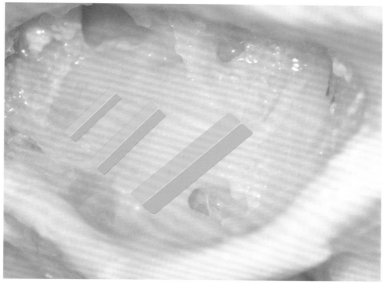

图 3.6.4　耳蜗三转示意图

黄色块：前庭阶；蓝色块：鼓阶

　　耳蜗底转直径约 9mm，耳蜗高约 5mm，耳蜗管分为前庭阶、中阶、鼓阶。鼓岬是耳蜗底转在鼓室内的隆起，其内同样包含前庭阶、中阶和鼓阶。镫骨封闭前庭窗外侧壁，其内为球囊；鼓阶起始端为蜗窗封闭，蜗窗和前庭窗之间即为耳蜗底转的中阶和前庭阶。耳蜗顶转位于匙突下方深部，咽鼓管鼓口与膝状神经节之间的区域。

　　有学者将耳蜗底转分为四段：

　　（1）下段：即耳蜗底转的起始段，下段的鼓阶又被 Jacobson 神经分为前部和后部。

　　（2）升段：指鼓室至咽鼓管之间的蜗管，与颈内动脉关系密切。

　　（3）上段：为鼓膜张肌腱内侧的耳蜗底转。

　　（4）降段：以薄骨片与前庭相隔开的部分，位于前庭窗龛前 1mm 处。

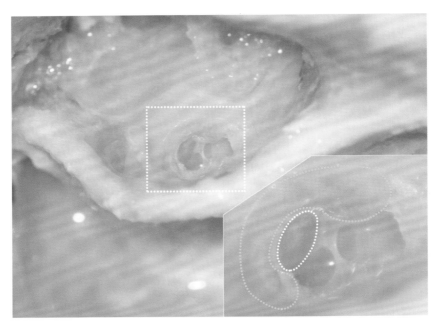

图 3.6.5　切除蜗窗龛骨檐，暴露蜗窗膜
黄色不规则虚线：磨除蜗窗龛骨檐的位置。白色椭圆虚线：蜗窗膜

● 蜗窗龛（round window niche）：龛指供奉佛像、神位等的小阁子。蜗窗龛即蜗窗位于中心，外部为骨檐遮盖而形成的龛状结构，要暴露蜗窗必须把其外围的骨檐磨除，直至与蜗窗平齐。

● 蜗窗膜（round window membrane）：蜗窗龛底部封闭鼓阶的膜性结构；蜗窗膜并非正圆形，已知的形状包括圆形、椭圆形、逗号形、袋形、圆锥形、三角形、四边形、梨形等。

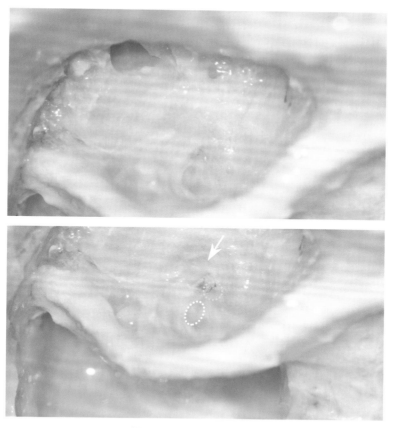

图 3.6.6 暴露耳蜗底转

切除蜗窗膜前上方鼓岬即可暴露耳蜗底转（图 3.6.6 中白箭头），循已暴露的耳蜗逐层扩展切除骨壁，注意保持耳蜗内膜的完整。注意：图中黄、白虚线圈所在处均为耳蜗底转鼓阶，其上方的膜性结构为耳蜗底转前庭阶和中阶。蜗管与镫骨足板中部距离最近，约 1.23mm，耳蜗底转鼓阶平均宽度为（1.36±0.25）mm，前庭阶平均宽度为（1.18±0.18）mm，人工耳蜗植入推荐的开窗处为：蜗窗（图 3.6.6 中白虚线）和蜗窗前下方的鼓阶（图 3.6.6 中黄虚线）。

矢状位　　　　　　水平位　　　　　　冠状位

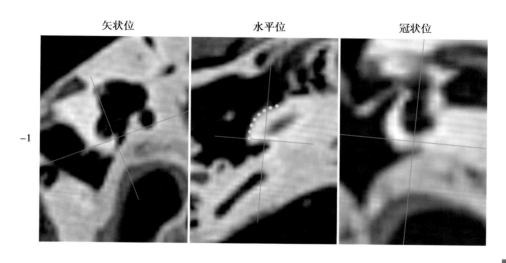

−1

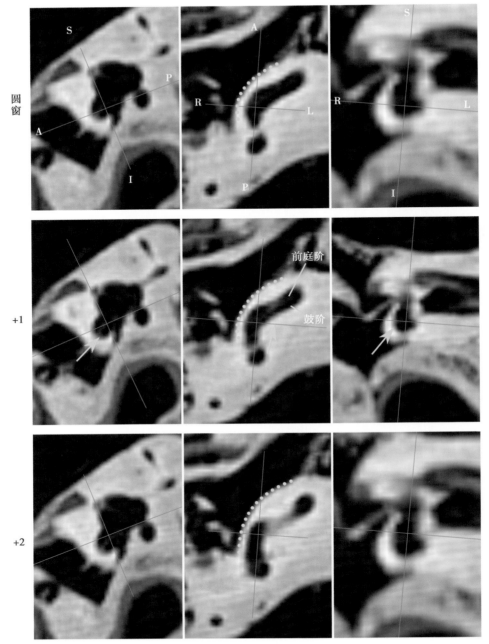

图 3.6.7　蜗窗与鼓岬的位置关系（右耳）

以水平位蜗窗层面为基准，其下方一个层面为 −1，上方两个层面依次为 +1 与 +2。图中的坐标轴已经 MPR 调整，指示绝对的上、下、前、后、内、外（依据是外半规管左右对称，外半规管平面与水平面成角 30°。鼓岬定义为耳蜗底转在中耳内的隆起（图 3.6.7 中黄虚线），可见鼓岬大部分位于蜗窗及 +1、+2 层面，即上方，并位于坐标轴原点（蜗窗膜）的前方。为了在蜗窗前方暴露鼓阶（如人工耳蜗植入术），在 +1 层面，需要从外向内、从后向前、从下向上才能保证在暴露鼓阶的同时不伤及上方的前庭阶。

3.6.2 暴露耳蜗顶转及中转（20min）

【目标】 暴露耳蜗顶转及中转。

【步骤】

（1）于耳蜗底转上方约5mm范围内逐层切除骨质，直至骨板菲薄、透露出深部的耳蜗腔。

（2）向周围扩展延伸切除骨质，显露耳蜗顶转及中转轮廓。

（3）去除耳蜗顶转及中转外侧骨质，暴露耳蜗顶转及中转。

【注意】

（1）耳蜗顶转及中转关系紧密，二者之间几乎无骨质相隔，中转与底转之间有明显增厚的骨隔。

（2）耳蜗周围骨质坚硬致密，需用金刚钻耐心逐层磨除。

（3）控制钻头"浮"于骨面上切除骨质，可以达到去除骨壁而耳蜗不破的效果，有助于锻炼对钻头的控制能力。

（4）本步操作需要足够的时间保障。

【器械】 金刚钻，吸引器

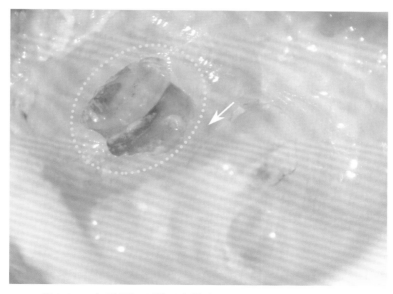

图3.6.8 切除耳蜗顶转及中转外侧壁，暴露耳蜗顶转及中转

耳蜗顶转及中转（黄虚线框），中转与底转之间的骨隔（白箭头）

3.6.3 开放前庭与前庭阶（15min）

【目标】 明确前庭与前庭阶的关系。

【步骤】

（1）以显微剪剪断镫骨肌腱，以钩针勾除镫骨。

（2）切除前庭窗与耳蜗底转之间的骨质，暴露前庭阶。

（3）切除耳蜗底转外侧壁，暴露鼓阶及前庭阶。

【注意】

（1）保持镫骨的完整，观察离体镫骨的形态。

（2）观察耳蜗底转基底膜钩状区的形态。

（3）观察前庭与前庭阶的关系。

（4）将钻头"浮"在骨面上磨骨。

【器械】　金刚钻，吸引器，钩针

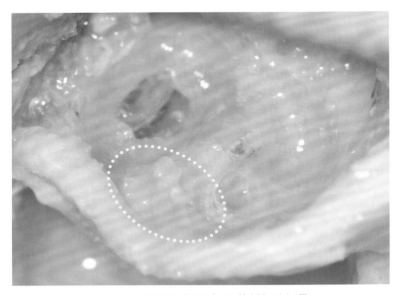

图 3.6.9　剪断镫骨肌腱，以钩针切除镫骨
黄虚线：约为基底膜钩状区的位置

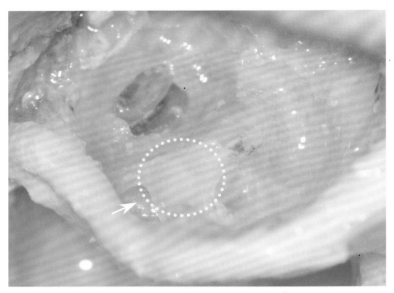

图 3.6.10　切除前庭窗与耳蜗之间的骨质
镫骨切除后可见前庭窗（白箭头），其内为前庭池。切除前庭窗与耳蜗之间
的骨质即可显露前庭阶起始端

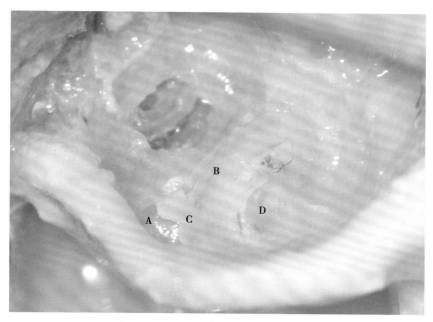

图 3.6.11　逐层磨除前庭阶外侧骨壁
A. 前庭窗　B. 前庭阶　C. 残余骨壁　D. 蜗窗

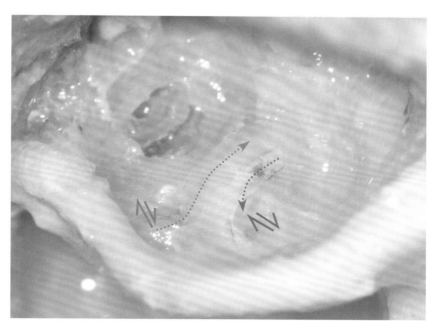

图 3.6.12　彻底去除前庭阶外侧骨壁，可见前庭阶汇入前庭池
橙、蓝双向箭头：镫骨、蜗窗膜的运动方向。橙、蓝色虚线箭头：振动沿前庭阶、鼓阶中外淋巴液的传播方向

声音的传播：鼓膜振动—听骨链振动—前庭窗活动—前庭阶外淋巴行波—蜗孔—鼓阶外淋巴行波—蜗窗活动。

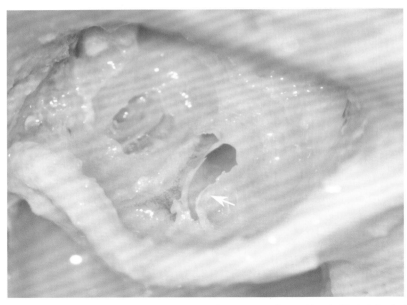

图 3.6.13　切除前庭阶及鼓阶外侧壁，可见前庭阶汇入前庭池，鼓阶起始端为蜗窗膜封闭
白箭头：保留在原位的蜗窗膜

3.6.4　开放耳蜗顶转及中转（10min）

【目标】　开放耳蜗顶转及中转。
【步骤】　以钩针挑开耳蜗外侧壁，暴露内部结构。注意保护内部的蜗轴和基底膜。
【器械】　钩针。

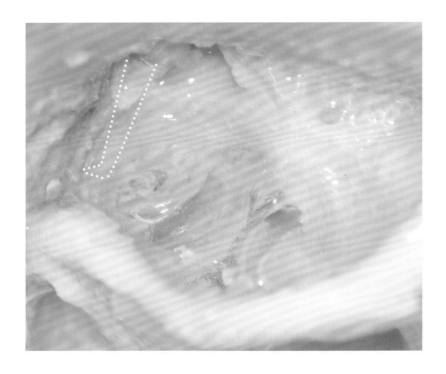

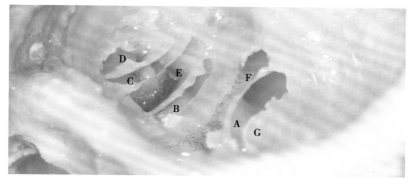

图 3.6.14　切除耳蜗顶转及中转外侧壁，开放耳蜗腔
A. 底转鼓阶　B. 中转鼓阶　C. 顶转鼓阶　D. 顶转前庭阶　E. 中转前庭阶
F. 底转前庭阶　G. 蜗窗膜。白色虚线：鼓膜张肌及匙突所在位置

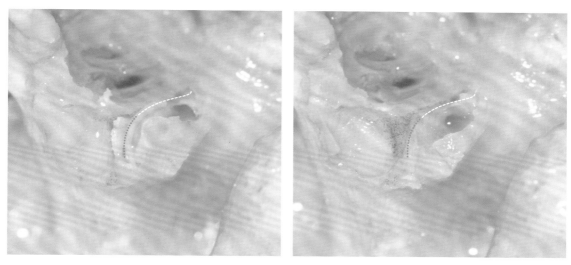

图 3.6.15　观察耳蜗钩状区
白虚线：耳蜗底转骨螺旋板；绿虚线：耳蜗钩状区

● 耳蜗钩状区（hook）：或称钩端，指鼓阶与前庭之间的基底膜，外形类似鱼钩，其结构特点可能与人的骨导听觉敏感度有关。钩状区基底膜的曲率与其他部位基底膜的曲率完全不同，在其两侧前庭阶和鼓阶的液体容量差达到最大，使得鼓阶和前庭阶之间的压力差、基底膜的振动频率在此处也都达到顶峰。在人工耳蜗植入术中，耳蜗电极应远离钩状区，穿透钩状区有使电极向后进入前庭、半规管（尤其是前半规管）的可能。

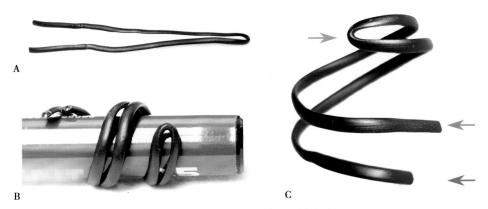

图 3.6.16　理解耳蜗管的旋转方式

A. 将一段铁丝对折（如果将前庭阶、鼓阶螺旋展开、两端拉直，就会成为类似的一根直铁丝）

B. 将对折的铁丝绕笔杆 2～3 周（模拟前庭阶、鼓阶螺旋）　C. 取下铁丝，观察旋转方式（正常耳蜗为 2.5～2.75 转，C 图并未达到相应圈数，仅帮助读者理解其结构）

　　模拟左耳耳蜗（螺旋方向同左手握拳方向），底转鼓阶（绿箭头）、底转前庭阶（蓝箭头）、蜗孔（橙箭头）。外淋巴波动的传导：前庭窗→前庭→前庭阶→蜗孔→鼓阶→蜗窗。耳蜗管前庭阶与鼓阶相通，其内充满外淋巴液，前庭阶通向前庭池，外部开口为前庭窗，鼓阶起始端为蜗窗封闭，前庭阶与鼓阶在蜗孔处相通。

3.7　第 7 个小时的操作

3.7.1　暴露颈内动脉垂直段（10min）

【目标】　暴露颈内动脉垂直段。

【步骤】

（1）切除前鼓室骨嵴。

（2）切除咽鼓管鼓口下内方的骨质，显露颈内动脉。

（3）沿着显露的部分颈内动脉向周围扩展、轮廓化。

（4）待颞骨内颈内动脉垂直段大部分显露后去除血管表面菲薄的骨壁。

【注意】

（1）颞骨内颈内动脉分为下方的垂直部和在耳蜗高度转向前、内方的水平部。

（2）颈内动脉与咽鼓管仅隔一层菲薄的骨板，因而此处严禁锐性操作，以免损伤颈内动脉。

（3）颈内动脉的处理同乙状窦、内耳道，必须先轮廓化，再清除表面的小骨片，以此方式暴露颈内动脉。

（4）颈内动脉垂直段上端与耳蜗接近，下端与颈静脉球关系密切，前方因外耳道前壁的限制暴露有限（颞下窝入路无此限制），因而暴露颈内动脉最安全的位置是其外侧。

● 颈内动脉（internal carotid artery）：颈总动脉的分支之一，提供脑部 90% 的血供。颈内动脉自甲状软骨上缘高度分出，经颞骨岩部下方的颈内动脉管外口进入颞骨，于耳蜗层面转向前内侧并经破裂孔出颞骨，于蝶骨体两侧的颈动脉沟通过海绵窦，最终分为眼动脉、大脑前动脉和大脑中动脉。

【器械】 金刚钻，吸引器，剥离子

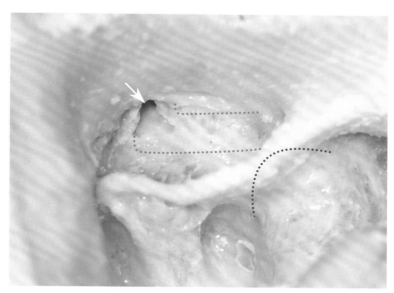

图 3.7.1　定位颈内动脉
白箭头：咽鼓管鼓口。红虚线：颈内动脉轮廓。蓝虚线：颈静脉球轮廓

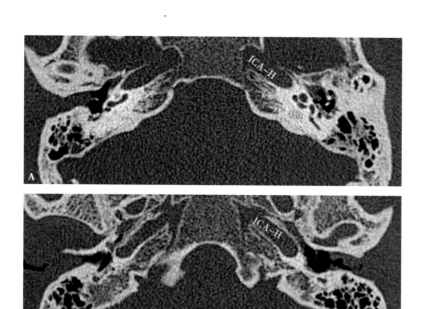

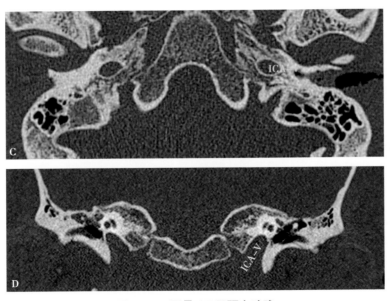

图 3.7.2　颞骨 CT 示颈内动脉

A. 轴位耳蜗层面　B. 轴位外耳道层面　C. 轴位颞下颌关节层面　D. 冠状位耳蜗层面。
ICA-H. 颈内动脉水平段　ICA-V. 颈内动脉垂直段　Co. 耳蜗

可见颞骨内颈内动脉分为下方的垂直部和在耳蜗高度转向前、内方的水平部。

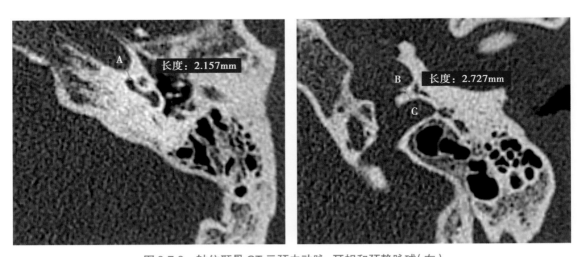

图 3.7.3　轴位颞骨 CT 示颈内动脉、耳蜗和颈静脉球（左）

A. 颈内动脉水平段　B. 颈内动脉垂直段　C. 颈静脉球。左图示颈内动脉与耳蜗底转距离为 2.157mm，右图示颈内动脉与颈静脉球距离为 2.727mm，可见两者之间距离非常近

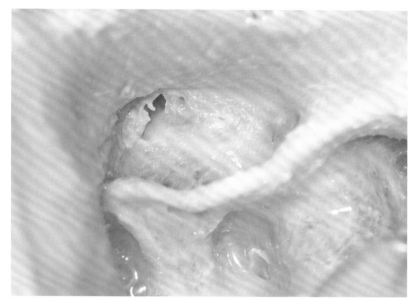

图 3.7.4 逐层去除颈内动脉外侧面的骨质

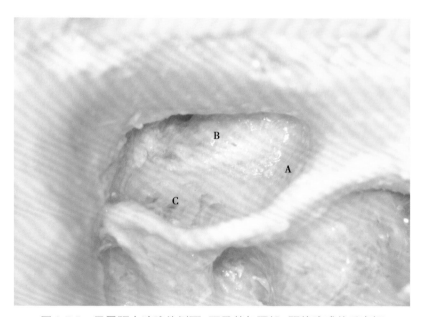

图 3.7.5 显露颈内动脉外侧面，可见其与耳蜗、颈静脉球关系密切
A. 颈静脉球　B. 颈内动脉垂直段　C. 耳蜗

3.7.2 游离面神经垂直段、水平段、膝状神经节（10min）

【目标】 游离面神经垂直段、水平段、膝状神经节。

【步骤】

（1）轮廓化面神经垂直段、水平段。

（2）以钩针从面神经骨管中分离出面神经主干。

【注意】

（1）面神经需先行轮廓化再切除表面菲薄骨板。

（2）面神经骨管至少需要去除 1/2 周。

（3）严禁挤压、用力牵拉面神经。

（4）可用尖刀划开面神经表面鞘膜，试行面神经减压术。

（5）镫骨肌位于面神经垂直段内侧的骨管内，与面神经连接紧密，分离时需小心；面神经尚发出镫骨肌支支配镫骨肌。

（6）膝状神经节前方的骨质必须去除，以免向前移位面神经时，前方的骨片正好向后刺伤面神经。

（7）移位面神经不影响迷路段面神经，故此处可不予游离。

（8）面神经减压术中，保留茎乳孔、面神经膝状神经节处的血供，可以有效预防因缺血造成的面神经麻痹。

（9）本书中前移面神经是为了后期暴露耳蜗，展示耳蜗与内耳道的关系。

【器械】　金刚钻，吸引器，钩针，剥离子，尖刀

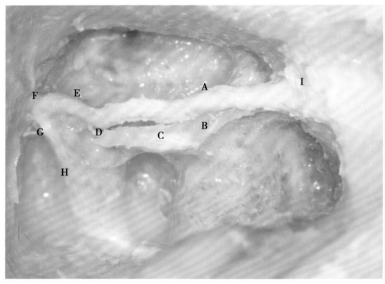

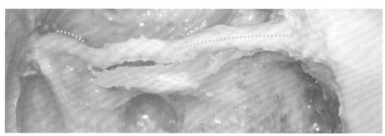

图 3.7.6　游离面神经垂直段、水平段、膝状神经节

A. 面神经垂直段　B. 面神经内侧骨管　C. 镫骨肌（部分）　D. 锥曲段
E. 水平段　F. 膝状神经节　G. 迷路段　H. 内耳道段（未暴露）　I. 茎乳孔

面神经各段的轮廓化方法(图3.7.6中黄虚线):垂直段轮廓化外侧,锥曲段轮廓化外侧,水平段后方轮廓化下方,水平段前部轮廓化上方,膝状神经节轮廓化外侧,迷路段轮廓化外侧。其本质是在拥挤的结构中间找到最安全、空间最大的区域暴露面神经。

3.7.3 开放茎乳孔(5min)

【目标】 开放茎乳孔。

【步骤】 切除面神经垂直段外侧、乳突尖前方骨质。

【注意】

(1)因面神经出颞骨后向前、外走行,进入腮腺,故可向前多磨除骨质,以便解剖颞骨外面神经。

(2)靠近软组织时需小心,一定隔开钻头与软组织,否则高速转动的钻头很容易绞缠软组织,甚至牵拉损伤重要结构。

(3)靠近面神经时必须多量冲水,以带走热量。

【器械】 金刚钻,吸引器

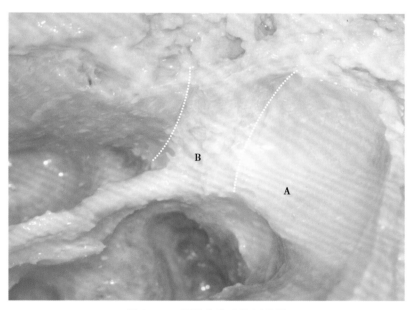

图3.7.7 切除茎乳孔外侧骨质
A. 二腹肌嵴 B. 茎乳孔。白虚线:骨质切除范围

3.7.4 解剖面神经颞骨外段(20min)

【目标】 暴露颞骨外面神经。

【步骤】

(1)切除乳突尖。

(2)循面神经主干向腮腺内追踪。

(3)切除腮腺浅叶。

(4)暴露腮腺内面神经,即"鹅掌(goose feet)"。

【注意】

（1）观察面神经颞骨外段的形态。

（2）颞骨外主要是软组织解剖，其手感和处理技术与乳突内磨骨完全不同，需仔细体会。

（3）面神经主干在腮腺内分为数个分支，形似"鹅掌"，解剖中，颞骨外面神经暴露至"鹅掌"即可，时间充裕的读者可以继续解剖面神经的各个分支。

【器械】　金刚钻，吸引器，尖刀（眼科剪），止血钳（解剖镊）

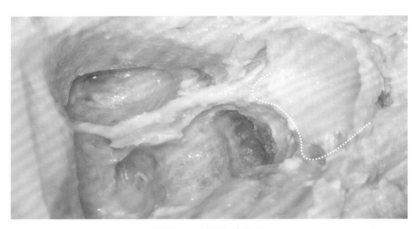

图 3.7.8　切除乳突尖

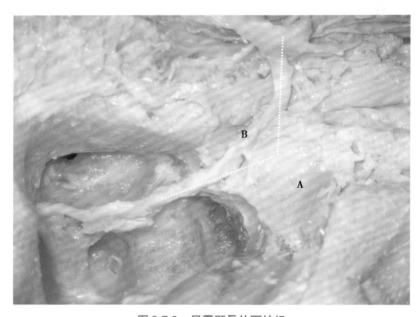

图 3.7.9　显露颞骨外面神经
A. 二腹肌后腹　B. 颞骨外面神经
面神经出颞骨后以约 105° 的角度进入腮腺（白虚线）

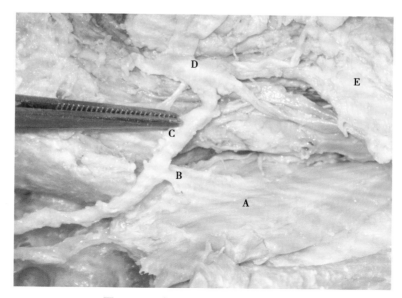

图 3.7.10　切除腮腺浅叶，暴露"鹅掌"

A. 二腹肌后腹　B. 面神经二腹肌支　C. 面神经主干　D. "鹅掌"　E. 腮腺

　　面神经出颞骨后向前外走行，进入腮腺，并于腮腺深、浅叶之间的间隙内分为颞面干与颈面干，这两个结构再分出颞支、颧支、颊支、下颌缘支、颈支，各分支之间可有沟通桥接，此外面神经还分出二腹肌支支配二腹肌。茎乳孔处的面神经周围附着有很多纤维结缔组织，不必特意去除干净，保留此处结缔组织有助于后期面神经前移时通过缝合腮腺和结缔组织而固定，也有利于保护面神经的完整性和重建血供。

　　注意，只能夹持面神经鞘膜或与其相连的纤维结缔组织，绝对不能直接夹持面神经主干。

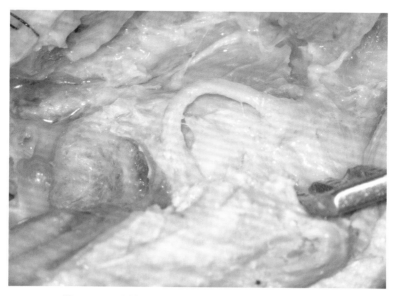

图 3.7.11　掀起二腹肌后腹，可于其内侧暴露枕动脉

　　二腹肌后腹附着于乳突切迹内，枕动脉由前向后经过乳突切迹内侧的枕动脉沟。

3.7.5　前移面神经（5min）

【目标】　向前移位面神经，暴露被面神经遮挡的耳蜗、颈内动脉和颈静脉球。

【步骤】

（1）将游离的面神经主干前移。

（2）缝合／固定面神经乳突段到外耳道前方的腮腺内。

【注意】

（1）核查膝状神经节前方是否有残余的骨片，如有则必须清除。

（2）避免面神经张力过大，如出现此种情况，可进一步解剖腮腺内的面神经，予以游离、减张。

（3）为简便省时，也可以用缝线轻轻牵拉面神经，将其移位到术腔前方，暴露其深面的结构。

【器械】　缝针，持针器

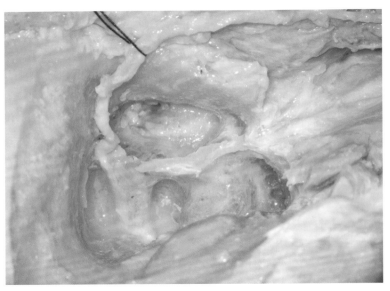

图 3.7.12　前移的面神经

3.7.6　切除面神经内侧骨质，轮廓化颈静脉球（5min）

【目标】　切除面神经内侧骨质，轮廓化颈静脉球。

【步骤】

（1）切除面神经骨管。

（2）切除镫骨肌。

（3）切除颈静脉球外侧骨质，轮廓化颈静脉球。

【注意】

（1）保留耳蜗和前庭下方骨壁。

（2）颈静脉球管壁菲薄，以轮廓化乙状窦的方法轮廓化颈静脉球。

【器械】　金刚钻，吸引器

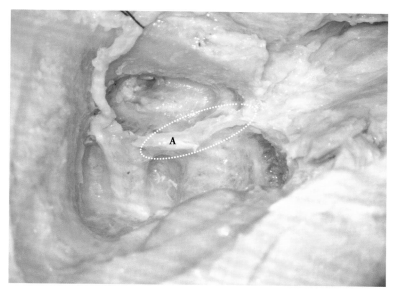

图 3.7.13 切除面神经内侧骨质，切除镫骨肌
A. 镫骨肌

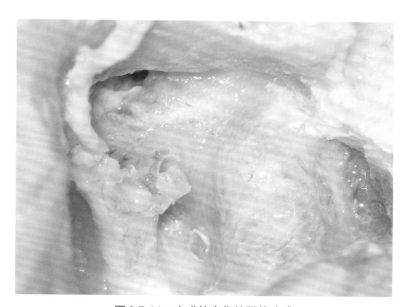

图 3.7.14 完成轮廓化的颈静脉球

3.7.7 暴露蜗水管（5min）

【目标】 显露蜗水管内口。

【步骤】 逐层切除蜗窗膜内下方骨质，直至暴露蜗水管。

【注意】

（1）蜗水管连接蛛网膜下腔与耳蜗鼓阶，其颅内端为外口，耳蜗端为内口。

（2）本书中因轮廓化内耳道切除其下缘骨质，故蜗水管内、外口之间的部分已被切除。

（3）蜗水管直径非常细小，因此必须逐层去除骨质，一次去除过多骨质即有可能将其切除而非暴露。

【器械】 金刚钻，吸引器

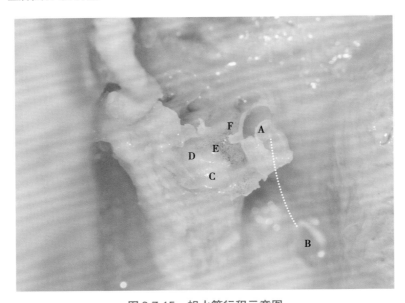

图 3.7.15　蜗水管行程示意图
A. 蜗窗膜　B. 蜗水管内口　C. 椭圆囊区　D. 前庭嵴　E. 球囊区　F. 前庭阶
白虚线：蜗水管行程

此时还可进一步观察前庭，可见前庭内壁的结构，前庭阶直接汇入前庭池，鼓阶和前庭阶为中阶、基底膜、骨螺旋板分隔。

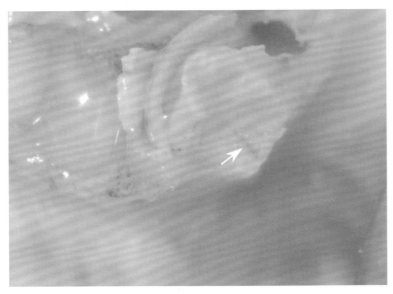

图 3.7.16　切除蜗窗膜下方骨质，暴露蜗水管
白箭头：蜗水管耳蜗端

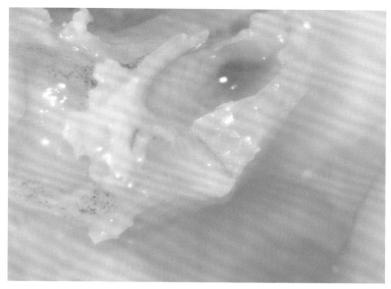

图 3.7.17　切除蜗窗膜,可见蜗水管内口与鼓阶相连

【注意】　蜗水管长约 10.0mm,内口与鼓阶并不直接相通,而由一层膜状结构隔开,蜗水管内为类似蛛网膜下腔样网状纤维结缔组织。

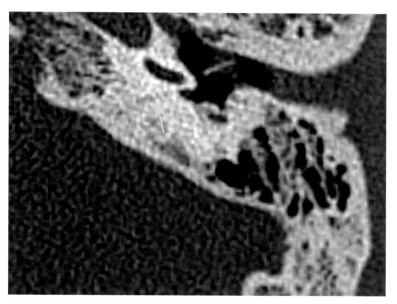

图 3.7.18　左侧轴位外耳道层面颞骨 CT 示纤细的蜗水管(黄箭头)

3.8　第 8 个小时的操作

3.8.1　开放蜗轴、内耳道,观察耳蜗及内耳道内结构(15min)

【目标】　暴露耳蜗及内耳道内结构。

【步骤】

（1）切除前庭内壁。

（2）切除蜗轴骨壁。

（3）剪开内耳道硬脑膜。

【器械】　金刚钻，吸引器，尖刀，剥离子

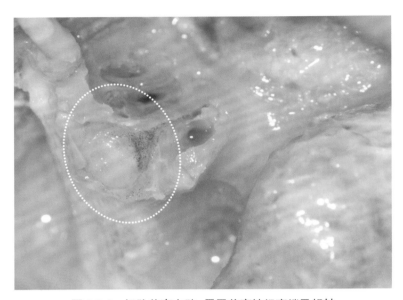

图 3.8.1　切除前庭内壁，暴露前庭神经盲端及蜗轴

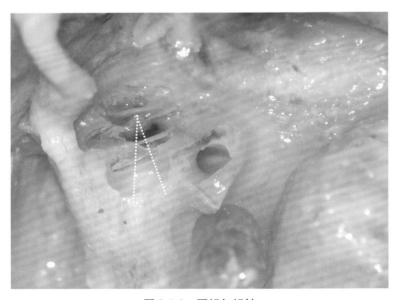

图 3.8.2　耳蜗与蜗轴
白虚线：蜗轴

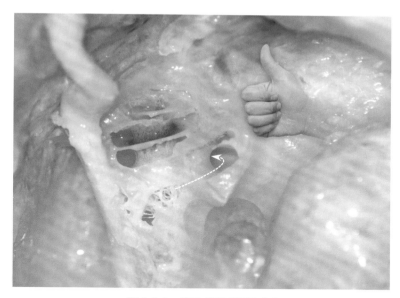

图 3.8.3　磨除蜗轴骨质（右）

观察本例标本蜗管螺旋方向：右手握拳，竖起拇指，拇指为蜗轴方向，四指弯曲方向为蜗管旋转方向。左侧标本蜗管螺旋方向同左手握拳相同，即左手握拳，竖起拇指，拇指为蜗轴方向，四指弯曲方向为蜗管旋转方向

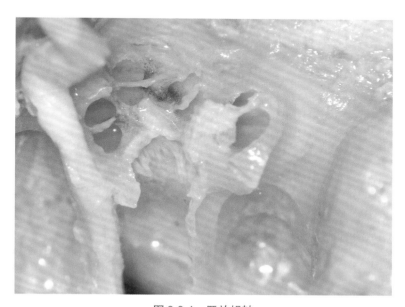

图 3.8.4　开放蜗轴

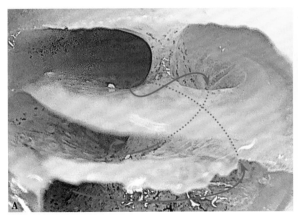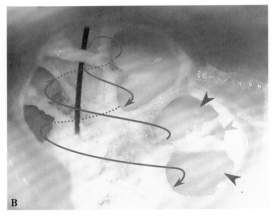

图 3.8.5　蜗孔

A. 右耳　B. 左耳。鼓阶（橙色曲线、橙色短箭头），前庭阶（蓝曲线、蓝色短箭头），中阶（黄色短箭头），B 图中黑色结构为穿过蜗孔的头发丝

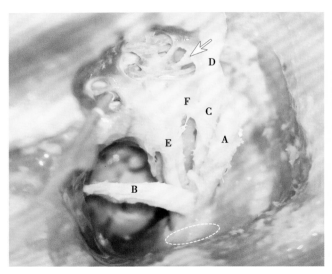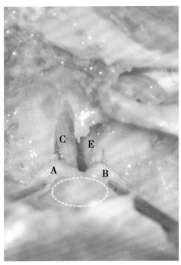

图 3.8.6　内耳道内的神经（经迷路）

A. 前庭上神经　B. 前庭下神经　C. 面神经内耳道段　D. 面神经迷路段　E. 蜗神经　F. 横嵴。左图为左耳，右图为右耳

【注意】

（1）因图 3.8.4 的标本为不含脑组织的标本，前庭神经、蜗神经在取材过程中已丢失，故图 3.8.6 以另一标本演示内耳道内前庭神经。

（2）前庭神经连接前庭内壁的神经上皮，故当前庭内壁切除后，前庭神经末端即无所依靠而成为一个盲端。

（3）本例耳蜗已经于鼓阶内植入电极，以演示左侧耳蜗的旋转方向：左手握拳，竖起拇指，拇指为蜗轴方向，四指弯曲方向为蜗管旋转方向，右侧耳蜗螺旋方向见图 3.8.3。

（4）本例标本尚可见很难显露的中阶（白箭头）。

（5）图 3.8.6 中右图是初学者常见的做法，未完全暴露内耳道口时即开放内耳道，限制了内耳道口处神经和脑桥小脑角的暴露。正确方法如图 3.8.6 中左图所示,将内耳道口周围骨质轮廓化并切除后再行开放内耳道(白虚线)。

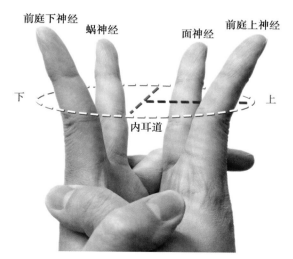

图 3.8.7 内耳道底及内耳道内神经辅助记忆法

模拟左耳经迷路入路暴露内耳道(参照图 3.8.7),双手相握,伸出双手食指及中指。靠近己侧的为前庭神经,远离己侧为面神经和蜗神经。模拟左耳时则右手在上方,故右手食指为前庭上神经、左手食指为前庭下神经,相对应的右手中指为面神经、左手中指为蜗神经。模拟右耳时,仅上、下方位改变,前庭神经仍然在靠近己侧,面神经和蜗神经在远离己侧。红虚线:内耳道底的横嵴;紫虚线:内耳道底的垂直嵴。

"横看成岭侧成峰,远近高低各不同"。从不同入路观察内耳道内的神经,会发现神经相对于术者而言,排列顺序是不一样的,读者可以自行模拟两侧经颅中窝入路、经乙状窦后入路时内耳道内神经的排布,本文不再赘述。

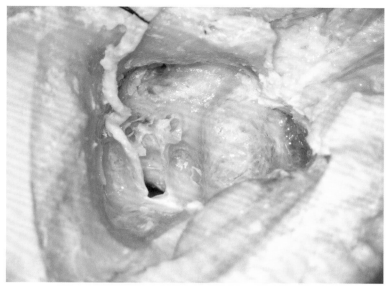

图 3.8.8 开放内耳道、耳蜗后的术腔

3.8.2　切除茎突（10min）

【目标】　切除茎突，显露颈内动脉垂直段下端，暴露颈静脉球与颈内静脉连接部。

【步骤】

（1）切除部分外耳道前壁下部。

（2）切除颈内动脉外侧骨壁。

（3）切断附着于茎突的肌肉。

（4）切除茎突。

（5）暴露颈内动脉与颈内静脉。

【注意】

（1）颈内动脉、颈内静脉分别与颞骨内颈内动脉垂直段、颈静脉球相延续，二者分别进入颞骨下方的颈内动脉管和颈静脉孔。

（2）乙状窦 - 颈静脉球 - 颈内静脉系统血管壁菲薄，易受外力损伤；颈内动脉管壁较厚，对外力的抵抗较强。

（3）茎突表面附着的结构包括茎突咽肌、茎突舌肌、茎突舌骨肌、茎突舌骨韧带和茎突下颌韧带，切除颈内动脉外侧骨壁后茎突根部被游离，可轻松切除茎突。茎突为一长针状骨，触之明显与周围软组织不同，同时茎突根部存在骨髓腔，可资鉴别。

（4）及时处理周围的软组织，避免钻头绞缠。

（5）切除外侧骨质时可用切削钻，贴近颈内动脉时必须改用金刚钻。

【器械】　金刚钻，吸引器

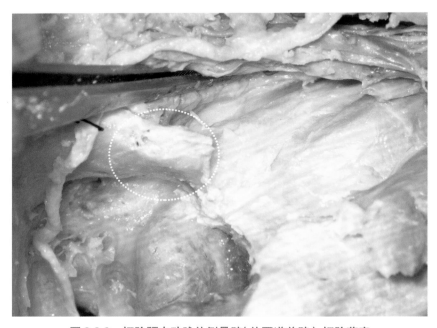

图 3.8.9　切除颈内动脉外侧骨壁（外耳道前壁），切除茎突

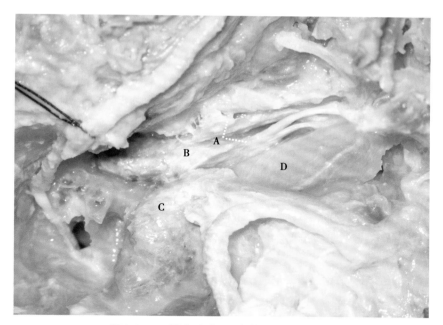

图 3.8.10　颈内动脉,颈内静脉与颈静脉球
A. 茎突舌肌与茎突舌骨肌　B. 颈内动脉　C. 颈静脉球　D. 颈内静脉

3.8.3　暴露岩下窦入口（10min）

【目标】　暴露岩下窦入口。

【步骤】

（1）切除颈静脉球外侧菲薄的骨片。

（2）切除颈静脉球外侧管壁。

（3）暴露颈静脉球内壁及岩下窦入口。

【注意】

（1）岩下窦至颈静脉球的入口不唯一,可由多个结缔组织条索隔开为多个开口。

（2）严禁压迫颈静脉球内壁,因其内侧为颈静脉孔区神经部,后组脑神经经此出颅。

● 岩下窦（inferior petrosal sinus）：引流海绵窦血液至颈静脉球,位于颞骨岩部与枕骨结合处的岩下沟内。

【器械】　尖刀、眼科剪

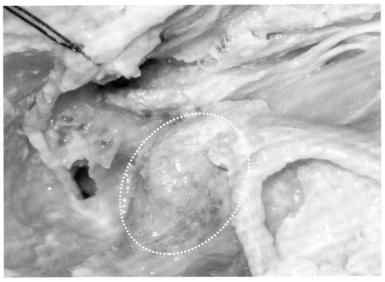

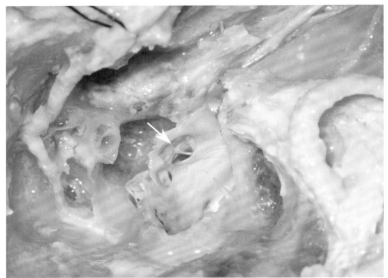

图 3.8.11　切除颈静脉球外侧壁

暴露颈静脉球内壁及岩下窦入口（白箭头），透过半透明的颈静脉球内壁可见其内侧的后组脑神经（黄箭头）

3.8.4　颈静脉孔区解剖（15min）

【目标】　暴露颈静脉孔区。

【步骤】

（1）切除颈静脉球与乙状窦之间的残余骨质。

（2）切开颅后窝硬脑膜。

（3）观察后组脑神经颅内段，观察颈静脉孔神经部与血管部的位置关系。

（4）切除颈静脉球内壁。

（5）观察后组脑神经颅外段。

【注意】

（1）蜗小管外口紧邻颈静脉孔，可作为颈静脉孔区的定位标志之一。

（2）在颈静脉孔处，舌咽神经走行于岩下窦前方，迷走神经、副神经走行于岩下窦后方。

（3）切开颅后窝硬脑膜时建议用剪刀剪开或尖刀向远离颅内的方向挑开硬脑膜，以免用力下压或失去控制损伤颅内结构。

● 颈静脉孔（jugular foramen）：枕骨与颞骨岩部共同围成的骨孔，分为外侧的血管部和内侧的神经部，为颈内静脉、枕动脉分支和后组脑神经出入的通道。

● 后组脑神经（lower cranial nerve）：第Ⅸ、Ⅹ、Ⅺ、Ⅻ对脑神经的统称。此四组脑神经在脑神经中排序最靠后，解剖上其神经根位置接近，除第Ⅻ对脑神经单独经舌下神经孔出颅外，第Ⅸ、Ⅹ、Ⅺ对脑神经并行经颈静脉孔出颅，后组脑神经麻痹后可出现呼吸困难、声嘶、呛咳等症状。

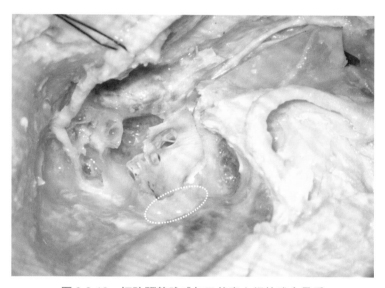

图 3.8.12　切除颈静脉球与乙状窦之间的残余骨质

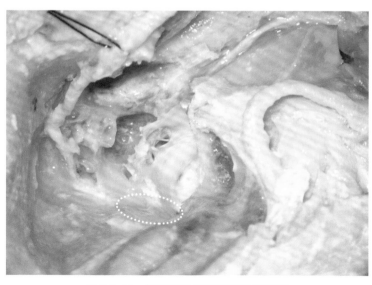

图 3.8.13　切开颈静脉球后方的硬脑膜

【器械】 金刚钻，吸引器，尖刀

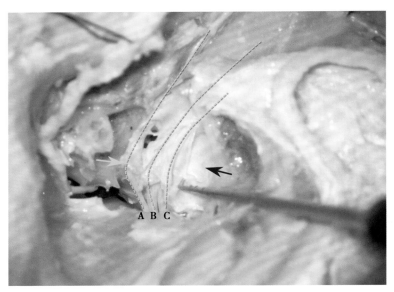

图 3.8.14　颈静脉孔区

A．舌咽神经　B．迷走神经　C．副神经

颈静脉孔区分为内侧的神经部（黄箭头）和以颈静脉球下端为标志的血管部（暗红箭头）

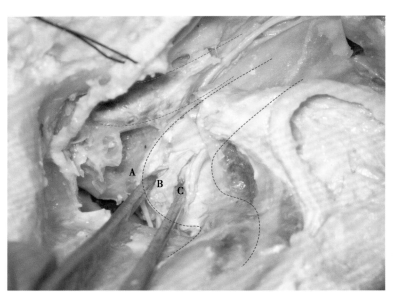

图 3.8.15　切除颈静脉球内壁，显露后组脑神经

A．舌咽神经　B．迷走神经　C．副神经。红虚线：颈内动脉，蓝虚线：乙状窦 - 颈静脉球 - 颈内静脉

后组脑神经于颈静脉孔区存在较多纤维结缔组织，与颈静脉球、周围骨质连接紧密，需小心分离。

3.8.5　观察乙状窦引流系统（10min）

【目标】　观察乙状窦引流通路

【步骤】

（1）彻底去除横窦、乙状窦、颈静脉球、窦脑膜角外侧的骨质。

（2）剪除横窦、乙状窦、颈静脉球、岩上窦外侧壁，暴露管腔。

【注意】

（1）血管表面的骨板需磨至半透明时才便于彻底去除。

（2）去除血管表面的骨质时尽量保持血管壁完整，因为术中操作时管腔破裂即意味着失血。

（3）经过血管灌注的标本血管内充满填充物，需要将填充物取出后方能观察到内壁；未经过灌注的标本，血管内为血凝块，需要经过冲洗才能看清内壁。

（4）乳突导血管位置、直径变异较大，甚至可能观察不到。

（5）颈静脉球内壁可见岩下窦开口，岩下窦开口不唯一，可以同时存在多个。

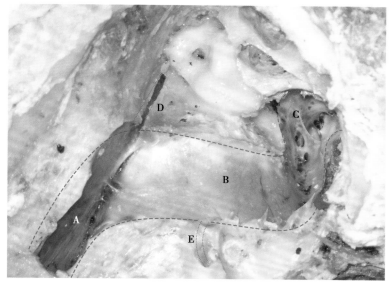

图3.8.16　乙状窦引流系统

A. 横窦　B. 乙状窦　C. 颈静脉球　D. 岩上窦　E. 乳突导血管

磨除迷路、轮廓化内耳道后可继续向内延伸和开放岩上窦，在岩上窦内壁可见到Dandy静脉汇入岩上窦的开口。

3.8.6　清理实验室

（1）整理、储存标本

（2）清洗、存放手术器械

（3）清洁显微镜、电钻并关闭电源，整理线路

（4）关闭、清理负压引流系统

（5）清洁解剖室

（6）关闭水、电、气

参 考 文 献

1. 姜泗长，顾瑞，王正敏. 耳鼻咽喉科全书 - 耳科学. 2 版. 上海：上海科学技术出版社，2002
2. Sanna M，Tarek K，Maurizio F，et al. The Temporal Bone A maunal for Dissection and Surgical Apporaches. Stuttgart，New York：Thieme，2005
3. 黄选兆，汪吉宝，孔维佳. 实用耳鼻咽喉头颈外科学. 2 版. 北京：人民卫生出版社，2008
4. 王启华. 实用耳鼻咽喉头颈外科解剖学. 2 版. 北京：人民卫生出版社，2010
5. 戴朴，宋跃帅. 耳外科立体手术图谱. 北京：人民卫生出版社，2016
6. Standring S. Gray's Anatomy. 41 edition. Massachusetts：Elsevier，2016

52检